U0916914

针灸经典歌赋100首

朱现民　主编

河南科学技术出版社
·郑州·

图书在版编目（CIP）数据

针灸经典歌赋100首/朱现民主编. —郑州：河南科学技术出版社，2015.11（2025.5重印）

ISBN 978-7-5349-7987-3

Ⅰ.①针… Ⅱ.①朱… Ⅲ.①针灸疗法—方歌 Ⅳ.①R245

中国版本图书馆CIP数据核字（2015）第249880号

出版发行：河南科学技术出版社

地址：郑州市郑东新区祥盛街27号　邮编：450016

电话：（0371）65788613　65788629

网址：www.hnstp.cn

责任编辑：邓　为

责任校对：柯　姣

整体设计：中文天地

责任印制：徐海东

印　　刷：河北晔盛亚印刷有限公司

经　　销：全国新华书店

幅面尺寸：140 mm × 202 mm　印张：5.625　字数：118 千字

版　　次：2015年11月第2版　2025年5月第2次印刷

定　　价：20.00元

目录
CONTENTS

基础理论歌赋

一、经脉腧穴总歌

1. 手足十二经所属歌

五脏六腑共包络，手足所属三阴阳。
太阴足脾手肺藏，阳明足胃手大肠。
少阴足肾手心藏，太阳足膀手小肠。
厥阴足肝手包络，少阳足胆手焦当。

（选自《医宗金鉴》）

2. 十二经气血多少歌

多气多血经须记，大肠手经足经胃。
少血多气有六经，三焦胆肾心脾肺。
多血少气心包经，膀胱小肠肝所异。

（选自《针灸大成》）

3. 十二经营行次序逆顺歌

肺大胃脾心小肠，膀肾包焦胆肝续。
手阴藏手阳手头，足阴足腹阳头足。

（选自《类经图翼》）

4. 十二经穴起止歌

肺起中府止少商，大肠商阳止迎香。
胃起承泣终厉兑，脾起隐白大包乡。
心起极泉少冲止，小肠少泽止听宫。
膀胱睛明上至阴，肾起涌泉俞府终。
包络天池中冲止，三焦关冲止竹空。
胆瞳子髎止窍阴，肝起大敦止期门。

（选自《医宗金鉴》）

5. 奇经八脉总歌

督脉起自下极腧，并于脊里上风府。
过脑额鼻入龈交，为阳脉海都纲要。
任脉起于中极底，上腹循喉承浆里。
阴脉之海妊所谓。
冲脉出胞循脊中，从腹会咽络口唇。
女人成经为血室，脉并少阴之肾经。
与任督本于阴会，三脉并起而异行。
阳跷起自足跟里，循外踝上入风池。
阴跷内踝循喉嗌，本足阴阳脉别支。

诸阴交起阴维脉，发足少阴筑宾郄。
诸阳会起阳维脉，太阳之郄金门穴。
带脉周回季胁间，会于维道足少阳。
所谓奇经之八脉，维系诸经乃顺常。

（选自《医经小学》）

二、十四经脉循行歌

6. 手太阴肺经循行歌

手太阴肺中焦生，下络大肠出贲门。
上膈属肺从肺系，系横出腋臑中行。
肘臂寸口上鱼际，大指内侧爪甲根。
支络还从腕后出，接次指属阳明经。

7. 手阳明大肠经循行歌

阳明之脉手大肠，次指内侧起商阳，
循指上廉出合谷，两筋歧骨循臂膀。
入肘外廉循臑外，肩端前廉柱骨旁，
从肩下入缺盆内，络肺下膈属大肠。
支从缺盆直上颈，斜贯颊前下齿当，
环出人中交左右，上侠鼻孔注迎香。

8. 足阳明胃经循行歌

胃足阳明交鼻起，下循鼻外入上齿。
还出侠口绕承浆，颐后大迎颊车里，
耳前发际至额颅，支下人迎缺盆底。
下膈入胃络脾宫，直者缺盆下乳内。
一支幽门循腹中，下行直合气冲逢。
遂由髀关抵膝膑，胻跗中指内间同。
一支下膝注三里，前出中指外间通。
一支别走足跗指，大指之端经尽已。

9. 足太阴脾经循行歌

太阴脾起足大指，上循内侧白肉际，
核骨之后内踝前，上腨循胻胫膝里，
股内前廉入腹里，属脾络胃与膈通，
侠喉连舌散舌下，支络从胃注心宫。

10. 手少阴心经循行歌

手少阴脉起心中，下膈直与小肠通，
支者还从心系走，直上喉咙系目瞳。
直者上肺出腋下，臑后肘内少海从，
臂内后廉抵掌中，锐骨之端注少冲。

11. 手太阳小肠经循行歌

手太阳经小肠脉，小指之端起少泽，

循手外廉出髁中，循臂骨出肘内侧。
上循臑外出后廉，直过肩解绕肩胛。
交肩下入缺盆内，向腋络心循咽嗌，
下膈抵胃属小肠，一支缺盆贯颈颊，
至目锐眦却入耳，一支别颊上至䪼，
抵鼻升至目内眦，斜络于颧别络接。

12. 足太阳膀胱经循行歌

足太阳经膀胱脉，目内眦上起额尖。
支者巅上至耳角，直者从巅脑后悬。
络脑还出别下项，仍循肩膊侠脊边。
抵腰膂肾膀胱内，一支下与后阴连。
贯臀斜入委中穴，一支膊内左右别。
贯胂侠脊过髀枢，髀外后廉腘中合。
下贯腨内外踝后，京骨之下指外侧。

13. 足少阴肾经循行歌

足经肾脉属少阴，小指斜趋涌泉心，
然骨之下内踝后，别入跟中腨内侵。
出腘内廉上股内，贯脊属肾膀胱临，
直者从肾贯肝膈，入肺循喉舌本寻，
支者从肺络心内，仍至胸中部分深。

14. 手厥阴心包经循行歌

手厥阴心主起胸，属包下膈三焦宫，
支者循胸出胁下，胁下连腋三寸同。
仍上抵腋循臑内，太阴少阴两经中，
指透中冲支者别，小指次指络相通。

15. 手少阳三焦经循行歌

手经少阳三焦脉，起自小指次指端，
两指歧骨手腕表，上出臂外两骨间。
肘后臑外循肩上，少阳之后交别传，
下入缺盆膻中布，散络心包膈里穿。
支者膻中缺盆上，上项耳后耳角旋，
屈下至颊仍至䪼，一支入耳出耳前。

16. 足少阳胆经循行歌

足脉少阳胆之经，始从两目锐眦生，
抵头循角下耳后，脑空风池次第行。
手少阳前至肩上，交少阳后入缺盆，
支者耳后贯耳内，出走耳前锐眦循。
一支锐眦大迎下，合手少阳抵项根，
下加颊车缺盆合，入胸贯膈络肝经。
属胆仍从胁里过，下入气冲毛际萦，
横入髀厌环跳内，直者缺盆下腋膺。
过季胁下髀厌内，出膝外廉是阳陵，

外辅绝骨踝前过，足跗小指次指分。
一支别从大指去，三毛之际接肝经。

17. 足厥阴肝经循行歌

厥阴足脉肝所终，大指之端毛际从，
足跗上廉太冲分，踝前一寸入中封。
上踝交出太阴后，循腘内廉阴股冲，
环绕阴器抵小腹，侠胃属肝络胆逢。
上贯膈里布胁肋，侠喉颃颡目系同，
脉上巅会督脉出，支者还从目系中，
下络颊里环唇内，支者便从膈肺通。

（以上选自《针灸聚英》）

18. 督脉循行歌

督脉少腹骨中央，女子入系溺孔疆，
男子之络循阴器，绕篡之后别臀方，
至少阴者循腹里，会任直上关元行，
属肾会冲街腹气，入喉上颐环唇当，
上系两目中央下，始合内眦络太阳，
上额交颠入络脑，还出下项肩髆场，
侠脊抵腰入循膂，络肾茎篡等同乡，
此是申明督脉路，总为阳脉之督纲。

19. 任脉循行歌

任脉起于中极下，会阴腹里上关元，
循内上行会冲脉，浮外循腹至喉咽，
别络口唇承浆已，过足阳明上颐间，
循面入目至睛明，交督阴脉海名传。

（以上选自《医宗金鉴》）

三、十四经脉经穴歌

20. 手太阴肺经经穴歌

手太阴经十一穴，中府云门天府诀，
侠白之下是尺泽，孔最下行接列缺，
更有经渠与太渊，鱼际少商如韭叶。

21. 手阳明大肠经经穴歌

手阳明穴起商阳，二间三间合谷藏，
阳溪偏历复温溜，下廉上廉三里长，
曲池肘髎五里近，臂臑肩髃巨骨当，
天鼎扶突禾髎接，鼻旁五分号迎香。

22. 足阳明胃经经穴歌

四十五穴足阳明，承泣四白巨髎经，

地仓大迎颊车对，下关头维和人迎，
水突气舍连缺盆，气户库房屋翳屯，
膺窗乳中延乳根，不容承满及梁门，
关门太乙滑肉门，天枢外陵大巨存。
水道归来气冲穴，髀关伏兔走阴市，
梁丘犊鼻足三里，上巨虚连条口位，
下巨虚穴上丰隆，解溪冲阳陷谷中，
下行内庭厉兑穴，大趾次趾之端终。

23.足太阴脾经经穴歌

足太阴经脾中州，隐白在足大趾头，
大都太白公孙盛，商丘三阴交可求，
漏谷地机阴陵泉，血海箕门冲门开，
府舍腹结大横排，腹哀食窦连天溪，
胸乡周荣大包尽，二十一穴太阴全。

24.手少阴心经经穴歌

九穴心经手少阴，极泉青灵少海深，
灵道通里阴郄邃，神门少府少冲寻。

25.手太阳小肠经经穴歌

手太阳穴一十九，少泽前谷后溪数，
腕骨阳谷养老绳，支正小海外辅肘，
肩贞臑俞接天宗，髎外秉风曲垣首，

肩外俞连肩中俞，天窗乃与天容偶，
锐骨之端上颧髎，听宫耳前珠上走。

26.足太阳膀胱经经穴歌

六十七穴足太阳，睛明目内红肉藏，
攒竹眉冲与曲差，五处寸半上承光，
通天络却玉枕昂，天柱后际大筋旁，
大杼挟脊第一行，直下风门肺俞长，
又厥阴俞与心俞，督俞膈俞俱一行。
肝胆脾胃接三焦，肾俞气海大肠乡，
关元小肠到膀胱，中膂白环仔细量，
上髎次髎中复下，一空二空腰踝当，
会阳阴尾骨外取，附分挟脊第二行，
魄户膏肓神堂走，譩譆膈关魂门当。
阳纲意舍仍胃仓，肓门志室续胞肓，
二十一椎秩边场，承扶臀后纹中央，
殷门浮郄委阳到，委中合阳承筋乡，
承山飞扬踝跗阳，昆仑仆参申脉忙，
金门京骨束骨接，通谷至阴小趾旁。

27.足少阴肾经经穴歌

足少阴穴二十七，涌泉然谷太溪溢，
大钟水泉通照海，复溜交信筑宾接，
阴谷膝内辅骨后，以上从足走至膝，

横骨大赫连气穴，四满中注肓俞集，
商曲石关阴都密，通谷幽门半寸辟，
步廊神封又灵墟，神藏彧中俞府毕。

28. 手厥阴心包经经穴歌

九穴心包手厥阴，天池天泉曲泽深，
郄门间使内关对，大陵劳宫中冲寻。

29. 手少阳三焦经经穴歌

二十三穴手少阳，关冲液门中渚旁，
阳池外关支沟正，会宗三阳四渎长，
天井清冷渊消泺，臑会肩髎天髎堂，
天牖翳风瘈脉青，颅息角孙耳门乡，
和髎耳前锐发处，丝竹眉梢不须量。

30. 足少阳胆经经穴歌

足少阳经瞳子髎，四十四穴行迢迢，
听会上关颔厌集，悬颅悬厘曲鬓翘，
率谷天冲浮白次，窍阴完骨本神邀，
阳白临泣目窗辟，正营承灵脑空摇。
风池肩井渊腋部，辄筋日月京门标，
带脉五枢维道续，居髎环跳风市招，
中渎阳关阳陵泉，阳交外丘光明宵，

阳辅悬钟丘墟外，足临泣与地五会，
侠溪窍阴四趾端。

31.足厥阴肝经经穴歌

一十四穴足厥阴，大敦行间太冲侵，
中封蠡沟中都近，膝关曲泉阴包临，
五里阴廉急脉穴，章门常对期门深。

32.督脉经穴歌

督脉经穴行于脊，长强腰俞阳关俞，
命门悬枢接脊中，中枢筋缩至阳逸，
灵台神道身柱长，陶道大椎平肩齐，
哑门风府上脑户，强间后顶百会率，
前顶囟会下上星，神庭素髎水沟系，
兑端开口唇中央，龈交唇内齿缝间。

33.任脉经穴歌

任脉经穴起会阴，曲骨中极关元针，
石门气海阴交生，神阙一寸上水分，
下脘建里中上脘，巨阙鸠尾步中庭，
膻中玉堂连紫宫，华盖璇玑天突逢，
廉泉承浆任脉终。

（以上选自《医学入门》）

四、特定穴歌诀

34.井荥输原经合歌

少商鱼际与太渊，经渠尺泽肺相连，
商阳二三间合谷，阳溪曲池大肠牵，
厉兑内庭陷谷胃，冲阳解溪三里连，
隐白大都足太阴，太白商丘并阴陵，
少冲少府属于心，神门灵道少海寻，
少泽前谷后溪腕，阳谷小海小肠经，
至阴通谷束京骨，昆仑委中膀胱焉。
涌泉然谷与太溪，复溜阴谷肾经传，
中冲劳宫心包络，大陵间使曲泽联，
关冲液门中渚焦，阳池支沟天井言，
窍阴侠溪临泣胆，丘墟阳辅阳陵泉，
大敦行间太冲看，中封曲泉属于肝。

（选自《针灸大成》）

35.十二原穴歌

肺原太渊肾太溪，心包大陵太白脾，
心原神门肝太冲，小肠腕骨焦阳池，
膀胱京骨冲阳胃，大肠合谷胆丘墟。

（选自《针灸聚英》）

36.十五络穴歌

肺络列缺偏大肠，脾络公孙胃丰隆，
小肠支正心通里，膀胱飞扬肾大钟，
心包内关三焦外，肝络蠡沟胆光明，
脾之大络是大包，任络鸠尾督长强。
（选自《针灸聚英》）

37.十二背俞穴歌

胸三肺俞四厥阴，心五肝九胆十临。
十一脾俞十二胃，腰一三焦腰二肾。
腰四骶一大小肠，膀胱骶二椎外循。
（选自《针灸集锦》）

38.十二募穴歌

胃募中脘脾章门，三焦募在石门穴，
膻中气会何经募，心主厥阴心包络，
大肠天枢肺中府，小肠关元心巨阙，
膀胱中极肾京门，肝募期门胆日月。
（选自《针灸集锦》）

39.十六郄穴歌

郄是孔隙义，本是气血聚，
疾病反应点，临床能救急，

阳维系阳交，阴维筑宾居，
阳跷走跗阳，阴跷交信毕。
肺郄孔最大温溜，脾郄地机胃梁丘，
心郄阴郄小养老，膀胱金门肾水泉，
心包郄门焦会宗，胆郄外丘肝中都。
（选自《针灸经》）

40.下合穴歌

胃经下合三里乡，上下巨虚大小肠，
膀胱委中胆阳陵，三焦下合是委阳。
（选自《针灸经》）

41.八会穴歌

腑会中脘脏章门，筋会阳陵髓绝骨，
骨会大杼血膈俞，气会膻中脉太渊。
（选自《针灸聚英》）

42.八脉交会八穴歌

公孙冲脉胃心胸，内关阴维下总同，
临泣胆经连带脉，阳维目锐外关逢，
后溪督脉内眦项，申脉阳跷络亦通，
列缺任脉行肺系，阴跷照海膈喉咙。
（选自《医经小学》）

临证应用歌赋

一、腧穴应用类歌赋

43. 四总穴歌

肚腹三里留，腰背委中求，
头项寻列缺，面口合谷收。
心胸取内关，小腹三阴谋，
酸痛取阿是，急救刺水沟。
（选自《乾坤生意》）

44. 千金十穴歌

三里内庭穴，肚腹中妙诀。
曲池与合谷，头面病可彻。
腰背痛相连，委中昆仑穴。

胸项如有痛，后溪并列缺。
环跳与阳陵，膝前兼腋胁。
可补即留久，当泻即疏泄。
三百六十名，十一千金穴。
（选自《针灸大全》）

45. 杂病十一穴歌

攒竹丝竹主头疼，偏正皆宜向此针。
更去大都徐泻动，风池针刺三分深。
曲池合谷先针泻，永与除疴病不侵。
依此下针无不应，管教随手便安宁。
头风头痛与牙疼，合谷三间两穴寻。
更向大都针眼痛，太渊穴内用针行。
牙疼三分针吕细，齿痛依前指上明。
更推大都左之右，交互相迎仔细迎。
听会兼之与听宫。七分针泻耳中聋。
耳门又泻三分许，更加七壮灸听宫。
大肠经内将针泻，曲池合谷七分中。
医者若能明此理，针下之时便见功。
肩背并和肩膊疼，曲池合谷七分深。
未愈尺泽加一寸，更于三间次第行。
各入七分于穴内，少风二府刺心经。
穴内浅深依法用，当时蠲疾两之轻。
咽喉以下至于脐，胃脘之中百病危。

心气痛时胸结硬，伤寒呕哕闷涎随。
列缺下针三分许，三分针泻到风池。
二指三间并三里，中冲还刺五分依。
汗出难来刺腕骨，五分针泻要君知。
鱼际经渠并通里，一分针泻汗淋漓。
二指三间及三里，大指各刺五分宜。
汗至如若通遍体，有人明此是良医。
四肢无力中邪风，眼涩难开百病攻。
精神昏倦多不语，风池合谷用针通。
两手三间随后泻，三里兼之与太冲。
各入五分于穴内，迎随得法有奇功。
风池手足指诸间，右痪偏风左曰瘫。
各刺五分随后泻，更灸七壮便身安。
三里阴交行气泻，一寸三分量病看。
每穴又加三七壮，自然瘫痪即时安。
肘痛将针刺曲池，经渠合谷共相宜。
五分针刺于二穴，疟病缠身便得离。
未愈更加三间刺，五分深刺莫忧疑。
又兼气痛憎寒热，间使行针莫用迟。
腿胯腰疼痞气攻，髋骨穴内七分穷。
更针风市兼三里，一寸三分补泻同。
又去阴交泻一寸，行间仍刺五分中。
刚柔进退随呼吸，去疾除疴捻指功。
肘膝疼时刺曲池，进针一寸是相宜。
左病针右右针左，依此三分泻气奇。

膝痛二寸针犊鼻，三里阴交要七次。
但能仔细寻其理，劫病之功在片时。
（选自《针灸聚英》）

46.马丹阳天星十二穴歌

三里内庭穴，曲池合谷接，
委中配承山，太冲昆仑穴，
环跳与阳陵，通里并列缺。
合担用法担，合截用法截，
三百六十穴，不出十二诀。
治病如神灵，浑如汤泼雪，
北斗降真机，金锁教开彻，
至人可传授，匪人莫浪说。

其一：三里膝眼下，三寸两筋间，
能通心腹胀，善治胃中寒，
肠鸣并泄泻，腿肿膝胻酸，
伤寒羸瘦损，气蛊及诸般，
年过三旬后，针灸眼变宽，
取穴当审的，八分三壮安。

其二：内庭次趾外，本属足阳明，
能治四肢厥，善静恶闻声，
瘾疹咽喉痛，数欠及牙疼，

疟疾不能食，针着便惺惺。（针三分、灸三壮）

其三：曲池拱手取，屈肘骨边求，
善治肘中痛，偏风手不收，
挽弓开不得，筋缓莫梳头，
喉闭促欲死，发热更无休，
遍身风癣癞，针着即时瘳。（针五分、灸三壮）

其四：合谷在虎口，两指歧骨间，
头疼并面肿，疟疾热还寒，
齿龋鼻衄血，口噤不开言，
针入五分深，令人即便安。（灸三壮）

其五：委中曲䐐里，横纹脉中央，
腰痛不能举，沉沉引脊梁，
酸疼筋莫展，风痹复无常，
膝头难伸屈，针入即安康。（针五分、禁灸）

其六：承山名鱼腹，腨肠分肉间，
善治腰疼痛，痔疾大便难，
脚气并膝肿，辗转战疼酸，
霍乱及转筋，穴中刺便安。（针七分、灸五壮）

其七：太冲足大趾，节后二寸中，
动脉知生死，能医惊痫风，

咽喉并心胀，两足不能行，
七疝偏坠肿，眼目似云蒙，
亦能疗腰痛，针下有神功。（针三分、灸三壮）

其八：昆仑足外踝，跟骨上边寻，
转筋腰尻痛，暴喘满冲心，
举步行不得，一动即呻吟，
若欲求安乐，须于此穴针。（针五分、灸三壮）

其九：环跳在髀枢，侧卧屈足取，
折腰莫能顾，冷风并湿痹，
腰胯连腨痛，转侧重欷歔，
若人针灸后，顷刻病消除。（针二分、灸五壮）

其十：阳陵居膝下，外廉一寸中，
膝肿并麻木，冷痹及偏风，
举足不能起，坐卧似衰翁，
针入六分止，神功妙不同。（灸三壮）

其十一：通里腕侧后，去腕一寸中，
欲言声不出，懊恼及怔忡，
实则四肢重，头腮面颊红，
虚则不能食，暴瘖面无容，
毫针微微刺，方信有神功。（针三分、灸三壮）

其十二：列缺腕侧上，次指手交叉，
善疗偏头患，遍身风痹麻，
痰涎频壅上，口噤不开牙，
若能明补泻，应手即如拿。（针三分、灸五壮）

（选自《针灸大全》）

47. 八脉八穴治症歌

公孙乾六冲脉

九种心疼延闷，结胸翻胃难停，
酒食积聚胃肠鸣，水食气疾膈病。
脐痛腹疼胁胀，肠风疟疾心疼，
胎衣不下血迷心，泄泻公孙立应。

内关艮八阴维

中满心胸痞胀，肠鸣泄泻脱肛，
食难下膈酒来伤，积块坚横胁抢。
妇女胁疼心痛，结胸里急难当，
伤寒不解结胸膛，疟疾内关独当。

后溪兑七督脉

手足拘挛战掉，中风不语痫癫，
头疼眼肿泪涟涟，腿膝背腰痛遍。
项强伤寒不解，牙齿腮肿喉咽，
手麻足麻破伤牵，盗汗后溪先砭。

申脉坎一阳跷

腰背屈强腿肿，恶风自汗头疼，
雷头赤目痛眉棱，手足麻挛臂冷。

吹乳耳聋鼻衄，痫癫肢节烦憎，
遍身肿满汗头淋，申脉先针有应。

足临泣巽四带脉

手足中风不举，痛麻发热拘挛，
头风痛肿项腮连，眼肿赤疼头旋。
齿痛耳聋咽肿，浮风瘙痒筋牵，
腿疼胁胀肋肢偏，临泣针时有验。

外关震三阳维

肢节肿疼膝冷，四肢不遂头风，
背胯内外骨筋攻，头项眉棱皆痛。
手足热麻盗汗，破伤眼肿睛红，
伤寒自汗表烘烘，独会外关为重。

列缺离九任脉

痔疟变肿泄痢，唾红溺血咳痰，
牙疼喉肿小便难，心胸腹疼噎咽。
产后发强不语，腰痛血疾脐寒，
死胎不下膈中寒，列缺乳痈多散。

照海阴跷坤二五

喉塞小便淋涩，膀胱气痛肠鸣，
食黄酒积腹脐并，呕泻胃翻便紧。
难产昏迷积块，肠风下血常频，
膈中快气气痃侵，照海有功必定。

（选自《针经指南》）

48. 杂病奇穴主治歌

灸难产歌

横逆难产灸奇穴，妇人右脚小指尖。
炷如小麦灸三壮，下火立产效通仙。

针子户穴歌

子户能刺衣不下，更治子死在腹中，
穴在关元右二寸，下针一寸立时生。

灸遗精穴歌

精宫十四椎之下，各开三寸是其乡。
左右二穴灸七壮，夜梦遗精效非常。

灸痨虫穴歌

鬼眼一穴灸痨虫，墨点病患腰眼中，
择用癸亥亥时灸，勿令人知法最灵。

灸痞根穴歌

十二椎下痞根穴，各开三寸零五分，
二穴左右灸七壮，难消痞块可除根。

灸肘尖穴歌

肘尖端处是奇穴，男女瘰疬堪灸也，
左患灸右右灸左，并灸风池效更捷。

灸鬼哭穴歌

中恶振噤鬼魅病，急灸鬼哭神可定，
两手大指相并缚，穴在四处之骑缝。

灸中恶穴歌

尸疰客忤中恶病，乳后三寸量准行，

男左女右艾火灸，邪祟驱除神自宁。

灸疝气穴歌

疝气偏坠灸为先，量口两角折三尖，
一尖向上对脐中，两尖下垂是穴边。

灸翻胃穴歌

翻胃上下灸奇穴，上在乳下一寸也，
下在内踝之下取，三指稍斜向前者。

灸肠风穴歌

肠风诸痔灸最良，十四椎下奇穴乡，
各开一寸宜多灸，年深久痔效非常。

灸暴绝穴歌

鬼魇暴绝最伤人，急灸鬼眼可回春，
穴在两足大趾内，去甲韭叶鬼难存。

灸鬼眼穴歌

肿满上下灸奇穴，上即鬼哭不用缚，
下取两足第二趾，趾尖向后寸半符。

灸赘疣穴歌

赘疣诸痣灸奇穴，更灸紫白二癜风，
手之左右中指节，屈节尖上宛宛中。

灸瘰疬穴歌

瘰疬隔蒜灸法宜，先从后发核灸起，
灸到初发母核止，多着艾火效无匹。

灸腋气歌

腋气除根剃腋毛，再将定粉水调膏，

涂搽患处七日后，视有黑孔用艾烧。

灸疯犬咬伤歌

疯犬咬伤先须吮，吮尽恶血不生风，
次于咬处灸百壮，常食炙韭不须惊。

灸蛇蝎蜈蚣蜘蛛咬伤歌

蛇蝎蜈蚣蜘蛛伤，实时疼痛最难当，
急以伤处隔蒜灸，五六十壮效非常。

（选自《医宗金鉴》）

二、古代刺法灸法类歌赋

49.金针赋

观夫针道，捷法最奇。
须要明夫补泻，方可起于倾危。
先分病之上下，次定穴之高低。
头有病而足取之，左有病而右取之，
男子之气，早在上而晚在下，取之必明其理；
女子之气，早在下而晚在上，用之必识此时。
午前为早属阳，午后为晚属阴。
男女上下，凭腰分之。
手足三阳，手走头而头走足；
手足三阴，足走腹而胸走手。
阴升阳降，出入之机，

逆之者为泻为迎，顺之者为补为随。
春夏刺浅者以瘦，秋冬刺深者以肥。
更观元气厚薄，浅深之刺犹宜。
原夫补泻之法，妙在呼吸手指。
男子者大指进前左转，呼之为补，
退后右转，吸之为泻，
提针为热，插针为寒；
女子者大指退后右转，吸之为补，
进前左转，呼之为泻，
插针为热，提针为寒。
左与右各异，胸与背不同，
午前者如此，午后者反之。
是故爪而切之，下针之法；
摇而退之，出针之法；
动而进之，催针之法；
循而摄之，行气之法。
搓而去病，弹则补虚；
肚腹盘旋，扪为穴闭。
重沉豆许曰按，轻浮豆许曰提。
一十四法，针要所备。
补者一退三飞，真气自归；
泻者一飞三退，邪气自避。
补则补其不足，泻则泻其有余，
有余者为肿为痛曰实，不足者为痒为麻曰虚。

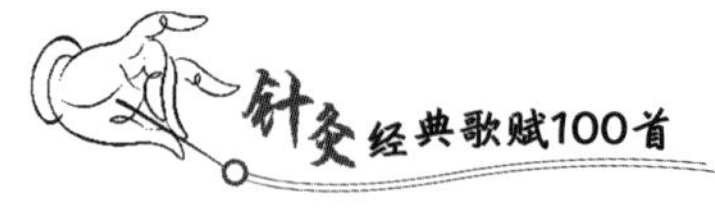

气速效速，气迟效迟，
死生贵贱，针下皆知，
贱者硬而贵者脆，生者涩而死者虚，
候之不至，必死无疑。
且夫下针之先，须爪按重而切之，
次令咳嗽一声，随咳下针。
凡补者呼气，初针刺至皮内，乃曰天才；
少停进针，刺入肉内，是曰人才；
又停进针，刺至筋骨之间，名曰地才。
此为极处，就当补之，
再停良久，却须退针至人之分，
待气沉紧，倒针朝病，进退往来，
飞经走气，尽在其中矣。
凡泻者吸气，初针至天，
少停进针，直至于地，
得气泻之，再停良久，
即须退针，复至于人，
待气沉紧，倒针朝病，法同前矣。
其或晕针者，神气虚也，
以针补之，以袖掩之，
口鼻气回，热汤与之，
略停少顷，依前再施。
及夫调气之法，下针至地之后，复人之分，
欲气上行，将针右捻；欲气下行，将针左捻；
欲补先呼后吸，欲泻先吸后呼。

气不至者，以手循摄，以爪切掐，以针摇动，进捻搓弹，直待气至。

以龙虎升腾之法，

按之在前，使气在后；按之在后，使气在前，运气走至疼痛之所。

以纳气之法，扶针直插，复向下纳，使气不回。

若关节阻涩，气不过者，以龙虎龟凤通经接气，

大段之法，驱而运之，

仍以循摄爪切，无不应矣，此通仙之妙。

况夫出针之法，病势既退，针气微松，

病未退者，针气始根，推之不动，转之不移，

此为邪气吸拔其针，乃真气未至，不可出之；

出之者其病即复，再须补泻，

停以待之，直候微松，方可出针豆许，摇而停之。

补者吸之去疾，其穴急扪；

泻者呼之去徐，其穴不闭。

欲令腠密，然后吸气，

故曰：下针贵迟，太急伤血；出针贵缓，太急伤气。

已上总要，于斯尽矣。

考夫治病，其治有八：

一曰烧山火，治顽麻冷痹。

先浅后深，凡九阳而三进三退，慢提紧按，

热至，紧闭插针，除寒之有准。

二曰透天凉，治肌热骨蒸。

先深后浅，用六阴而三出三入，紧提慢按，

徐徐举针，退热之可凭，
皆细细搓之，去病准绳。
三曰阳中隐阴，先寒后热，
浅而深，以九六之法，则先补后泻也。
四曰阴中隐阳，先热后寒，
深而浅，以六九之方，则先泻后补也。
补者直须热至，泻者务待寒侵，
犹如搓线，慢慢转针，
法浅则用浅，法深则用深，二者不可兼而紊之也。
五曰子午捣臼，水蛊膈气，
落穴之后，调气均匀，针行上下，
九入六出，左右转之，十遭自平。
六曰进气之诀，腰背肘膝痛，浑身走注疼，
刺九分，行九补，
卧针五七吸，待气上下，
亦可龙虎交战，左捻九而右捻六，是亦住痛之针。
七曰留气之诀，痃癖癥瘕，
刺七分，用纯阳，
然后乃直插针，气来深刺，提针再停。
八曰抽添之诀，瘫痪疮癞，
取其要穴，使九阳得气，
提按搜寻，大要运气周遍，
扶针直插，复向下纳，回阳倒阴，
指下玄微，胸中活法，一有未应，反复再施。
若夫过关过节催运气，以飞经走气，其法有四：

一曰青龙摆尾，
如扶船舵，不进不退，一左一右，慢慢拨动。
二曰白虎摇头，
似手摇铃，退方进圆，兼之左右，摇而振之。
三曰苍龟探穴，
如入土之象，一退三进，钻剔四方。
四曰赤凤迎源，
展翅之仪，入针至地，提针至天，
候针自摇，复进其原，
上下左右，四围飞旋。
病在上吸而退之，病在下呼而进之。
至夫久患偏枯，通经接气之法，有定息寸数。
手足三阳，上九而下十四，过经四寸，
手足三阴，上七而下十二，过经五寸，
在乎摇动出纳，呼吸同法，
驱运气血，顷刻周流，上下通接，
可使寒者暖而热者凉，痛者止而胀者消。
若开渠之决水，立时见功，何倾危之不起哉？
虽然病有三因，皆从气血，
针分八法，不离阴阳。
盖经脉昼夜之循环，呼吸往来之不息，
和则身体康健，否则疾病竟生。
譬如天下国家地方，山海田园，江河溪谷，
值岁时风雨均调，则水道疏利，民安物阜。
其或一方一所，风雨不均，遭以旱涝，使水道涌竭不通，灾忧遂至。

人之气血受病三因，亦犹方所之于旱涝也。

盖针砭所以通经脉，均气血，蠲邪扶正，故曰捷法最奇者哉！

嗟夫！轩岐古远，卢扁久亡，
此道幽深，非一言而可尽，斯文细密，在久习而能通，
岂世上之常辞，庸流之泛术，
得之者若科之及第，而悦于心；
用之者如射之发中，而应于目。
述自先圣，传之后学，
用针之士，有志于斯，
果能洞造玄微，而尽其精妙，
则世之伏枕之疴，有缘者遇针，其病皆随手而愈矣。

（选自《针灸大全》）

50.九针主治法歌

镵针主治法歌

镵针即是箭头针，主刺皮肤邪肉侵，
毋令深入泻阳气，邪正相安荣卫均。

员针主治法歌

员针取法于絮针，主治邪气侵肉分，
筒身卵锋不伤正，利导分肉邪自平。

鍉针主治法歌

鍉针之锐如黍粟，恐其深入伤肌肉，

按脉勿陷以致气，刺之邪气使独出。

锋针主治法歌

锋针即今三棱名，主刺瘤邪时气壅，
发于经络痼不解，泻热出血荣卫通。

铍针主治法歌

铍针之锋末如剑，主刺寒热两相搏，
合而为痈脓已成，大脓一泻即时和。

员利针主治法歌

员利针形尖如氂，主治虚邪客于经，
暴痹走注历节病，刺之经络即时通。

毫针主治法歌

毫针主治虚痹缠，养正除邪在徐缓，
寒热痛痹浮浅疾，静入徐出邪正安。

长针主治法歌

长针主治虚邪伤，内舍骨解节腠殃，
欲取深邪除远痹，刺法得宜始可康。

大针主治法歌

大针主刺周身病，淫邪溢于肌体中，
为风为水关节痹，关节一利大气通。

（选自《医宗金鉴》）

51.针法歌

先说平针法，含针口内温，
按揉令气散，掐穴故教深，

持针安穴上，令他嗽一声，
随嗽归天部，停针再至人，
再停归地部，待气候针沉，
气若不来至，指甲切其经，
次提针向病，针退天地人。
补必随经刺，令他吹气频，
随吹随左转，逐归天地人，
待气停针久，三弹更熨温，
出针口吸气，急急闭其门。
泻欲迎经取，吸则内其针，
吸时须右转，依次进天人，
转针仍复吸，依法要停针，
出针吹口气，摇动大其门。

（选自《针灸聚英》）

52. 刺法启玄歌

刺法启玄歌（六言）

十二阴阳气血，凝滞全凭针焫，
细推十干五行，谨按四时八节。
出入要知先后，开合慎毋妄别。
左手按穴分明，右手持针亲切。
刺荣无伤卫气，刺卫无伤荣血。
循扪引导之因，呼吸调和寒热。
补即慢慢出针，泻即徐徐闭穴，

发明难素玄微，俯仰岐黄秘诀。
若能劳心劳力，必定愈明愈哲，
譬如闭户造车，端正出门合辙。
倘逢志士细推，不是知音莫说，
了却个人规模，便是医中俊杰。

刺法启玄歌（五言）

八法神针妙，飞腾法最奇，
砭针行内外，水火就中推。
上下交经走，疾如应手驱，
往来依进退，补泻逐迎随。
用似船推舵，应如弩发机。
气聚时间散，身疼指下移。
这般玄妙诀，料得少人知。
（选自《针灸聚英》《针灸大全》）

53.补泻雪心歌

行针补泻分寒热，泻寒补热须分明，
拈指向外泻之方，拈指向内补之诀。
泻左须向大指前，泻右大指当后拽，
补左次指向前搓，补右大指往上拽。
如何补泻有两般，盖是经从两边发，
补泻又要识迎随，随则为补迎为泻，
古人补泻左右分，今人仍为男女别。
男女经脉一般生，昼夜循环无暂歇，

两手阳经上走头，阴经胸走手指辍，
两足阳经头走足，阴经上走腹中结。
随则针头随经行，迎则针头迎经夺，
更为补泻定呼吸，吸泻呼补真奇绝。
补则呼出却入针，要知针用三飞法，
气至出针吸气入，疾而一退急扪穴。
泻则吸气方入针，要知阻气通身达，
气至出针呼气出，徐而三退穴开禁。
此诀出自梓桑君，我今授汝心已雪，
正是补泻玄中玄，莫向人前轻易说。

（选自《针灸聚英》）

54. 行针次第手法歌

行针手法口诀多，撮要编为十二歌，
取穴持温进指摄，退搓捻留摇拔合。

取穴歌

取穴先将爪切深，须教毋外慕其心，
令彼荣卫无伤碍，医者方堪入妙针。

持针歌

持针之士要心雄，手如握虎莫放松，
欲识机关三部奥，须将此理再推穷。

温针歌

温针之理最为良，口内温和审穴方，
毋令冷热相争搏，荣卫安通始安祥。

进针歌

进针理法取关机，失经失穴最不宜，
阳经取陷阴经脉，三思已定针之愈。

指循歌

部分经络要指循，只为针头不紧沉，
推则行之引则止，调和气血使来临。

摄法歌

摄法原因气滞经，大指爪甲切莫轻，
以指摄针待气至，邪气流行针自轻。

退针歌

退针手法理要知，三才诀内总玄机，
一部六数三吸气，须臾疾病自然愈。

搓针歌

搓针泻气最为奇，气至针缠莫就移，
浑如搓线攸攸转，急则缠针肉不离。

捻针歌

捻针指法不相同，一般在手两般功，
内外转移行上下，助正伏邪疾自轻。

留针歌

留针取气候沉浮，出入徐徐必逗留，
能令荣卫纵横散，巧妙元机在指头。

摇针歌

摇针三部皆六摇，依次推排在指梢，
孔穴大开无凝滞，邪气退除病自消。

拔针歌

拔针之时切勿忙，闭门存神要精详，
不沉不紧求针尾，此诀须当韫锦囊。

（选自《医宗金鉴》）

55. 行针总要歌

黄帝金针法最奇，短长肥瘦在临时，
但将他手横纹处，分寸寻求审用之。
身体心胸或是短，身体心胸或是长，
求穴看纹还有理，医工此理要推详，
定穴行针须细认，瘦肥短小岂同群，
肥人针入三分半，瘦体须当用二分。
不肥不瘦不相同，如此之人但着中，
只在二三分内取，用之无失且收功，
大饥大饱宜避忌，大风大雨亦须容。
饥伤荣气饱伤腑，更看人神俱避之。
妙针之法世间稀，多少医工不得知，
寸寸人身皆是穴，但开筋骨莫狐疑，
有筋有骨傍针去，无骨无筋须透之。
见病行针须仔细，必明升降阖开时，
邪入五脏须早遏，祟侵六脉浪翻飞，
乌乌稷稷空中堕，静意冥冥起发机，
先补真阳元气足，次泻余邪九度嘘，
同身逐穴歌中取，捷法昭然径不迷。

百会三阳顶之中，五会天满名相同，
前顶之上寸五取，百病能祛理中风，
灸后火燥冲双目，四畔刺血令宣通，
井泉要洗原针穴，针刺无如灸有功。
前顶寸五三阳前，甄权曾云一寸言，
棱针出血头风愈，盐油楷根病自痊。
囟会顶前寸五深，八岁儿童不可针，
囟门未合那堪灸，二者须当记在心。
上星会前一寸斟，神庭星前发际寻，
诸风灸庭为最妙，庭星宜灸不宜针。
印堂穴并两眉攒，素髎面正鼻柱端，
动脉之中定禁灸，若燃此穴鼻鼾酸。
水沟鼻下名人中，兑端张口上唇宫，
龈穴二龈中间取，承浆下唇宛内踪，
炷艾分半悬浆灸，大则阳明脉不隆。
廉泉宛上定结喉，一名舌本立重楼，
同身捷法须当记，他日声名播九州。

（选自《针灸聚英》）

56. 八法手诀歌

春夏先深而后浅，秋冬先浅而后深。
随处按之呼吸轻，迎而吸之寻内关。
补虚泻实公孙是，列缺次当照海深。
临泣外关和上下，后溪申脉用金针。

先深后浅行阴数，前三后二却是阴，
先浅后深阳数法，前二后三阳数定。
临泣公孙肠中病，脊头腰背申脉攻。
照海咽喉并小腹，内关行处治心疼。
后溪前上外肩背，列缺针时脉气通。
急按慢提阴气升，急提慢按阳气降。
取阳取阴皆六数，达人刺处有奇效。

（选自《针灸聚英》）

57.禁针穴歌

禁针穴道要先明，脑户聪会及神庭，
络却角孙玉枕穴，颅息承泣随承灵，
神道灵台膻中忌，水分神阙并会阴，
横骨气冲手五里，箕门承筋及青灵，
乳中上臂三阳络，二十三穴不可针。
孕妇不宜针合谷，三阴交内亦通论，
石门针灸应须忌，女子终身无妊娠；
外有云门并鸠尾，缺盆客主人莫深，
肩井深时人闷倒，三里急补人还原，
刺中五脏胆皆死，冲阳血出投幽冥；
海泉颧髎乳头上，脊间中髓伛偻形，
手鱼腹陷阴股内，膝髌筋会及肾经，
腋股之下各三寸，目眶关节皆通评。

（选自《针灸大全》）

58.禁灸穴歌

哑门风府天柱擎，承光临泣头维平，
丝竹攒竹睛明穴，素髎禾髎迎香程，
颧髎下关人迎去，天牖天府到周荣，
渊腋乳中鸠尾下，腹哀臂后寻肩贞。
阳池中冲少商穴，鱼际经渠一顺行，
地五阳关脊中主，隐白漏谷通阴陵，
条口犊鼻上阴市，伏兔髀关申脉迎，
委中殷门承扶上，白环心俞同一经，
灸而勿针针勿灸，针经为此尝叮咛，
庸医针灸一齐用，徒施患者炮烙刑。
（选自《针灸大全》）

三、古代针灸证治类歌赋

59.百症赋

百症俞穴，再三用心。
囟会连于玉枕，头风疗以金针。
悬颅颔厌之中，偏头痛止；
强间丰隆之际，头痛难禁。
原夫面肿虚浮，须仗水沟前顶；
耳聋气闭，全凭听会翳风。
面上虫行有验，迎香可取；

耳中蝉噪有声，听会堪攻。
目眩兮支正飞扬，
目黄兮阳纲胆俞。
攀睛攻少泽肝俞之所，
泪出刺临泣头维之处。
目中漠漠，即寻攒竹三间；
目觉𥆨𥆨，急取养老天柱。
观其雀目肝气，睛明行间而细推；
审他项强伤寒，温溜期门而主之。
廉泉中冲，舌下肿疼堪取；
天府合谷，鼻中衄血宜追。
耳门丝竹空，住牙疼于顷刻；
颊车地仓穴，正口㖞于片时。
喉痛兮液门鱼际去疗，
转筋兮金门丘墟来医。
阳谷侠溪，颔肿口噤并治；
少商曲泽，血虚口渴同施。
通天去鼻内无闻之苦，
复溜祛舌干口燥之悲。
哑门关冲，舌缓不语而要紧；
天鼎间使，失音嗫嚅而休迟。
太冲泻唇㖞以速愈，
承浆泻牙疼而即移。
项强多恶风，束骨相连于天柱；
热病汗不出，大都更接于经渠。

且如两臂顽麻，少海就傍于三里；
半身不遂，阳陵远达于曲池。
建里内关，扫尽胸中之苦闷；
听宫脾俞，祛残心下之悲凄。
久知胁肋疼痛，气户华盖有灵；
腹中肠鸣，下脘陷谷能平。
胸胁支满何疗，章门不容细寻；
膈疼饮蓄难禁，膻中巨阙便针。
胸满更加噎塞，中府意舍所行；
胸膈停留瘀血，肾俞巨髎宜征。
胸满项强，神藏璇玑已试；
背连腰痛，白环委中曾经。
脊强兮水道筋缩，
目瞤兮颧髎大迎。
痉病非颅息而不愈，
脐风须然谷而易醒。
委阳天池，腋肿针而速散；
后溪环跳，腿疼刺而即轻。
梦魇不宁，厉兑相谐于隐白：
发狂奔走，上脘同起于神门。
惊悸怔忡，取阳交解溪勿误；
反张悲哭，仗天冲大横须精。
癫疾必身柱本神之令，
发热仗少冲曲池之津。
岁热时行，陶道复求肺俞理；

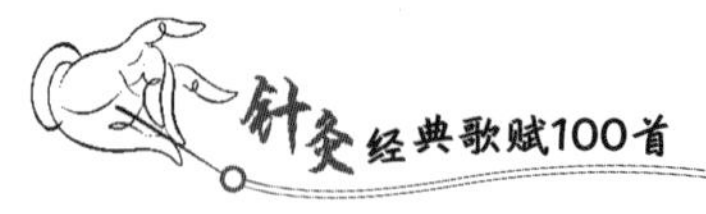

风痫常发，神道还须心俞宁。
湿寒湿热下髎定，
厥寒厥热涌泉清。
寒栗恶寒，二间疏通阴郄暗；
烦心呕吐，幽门开彻玉堂明。
行间涌泉，主消渴之肾竭；
阴陵水分，去水肿之脐盈。
痨瘵传尸，趋魄户膏肓之路；
中邪霍乱，寻阴谷三里之程。
治疸消黄，谐后溪劳宫而看；
倦言嗜卧，往通里大钟而明。
咳嗽连声，肺俞须迎天突穴；
小便赤涩，兑端独泻太阳经。
刺长强与承山，善主肠风新下血；
针三阴与气海，专司白浊久遗精。
且如肓俞横骨，泻五淋之久积；
阴郄后溪，治盗汗之多出。
脾虚谷以不消，脾俞膀胱俞觅；
胃冷食而难化，魂门胃俞堪责。
鼻痔必取龈交，瘿气须求浮白。
大敦照海，患寒疝而善蠲；
五里臂臑，生疬疮而能治。
至阴屏翳，疗痒疾之疼多；
肩髃阳溪，消瘾风之热极。

抑又论妇人经事改常，自有地机血海；
女子少气漏血，不无交信合阳。
带下产崩，冲门气冲宜审；
月潮违限，天枢水泉细详。
肩井乳痈而极效，
商丘痔瘤而最良。
脱肛趋百会尾翠之所，
无子搜阴交石关之乡。
中脘主乎积痢，
外丘收乎大肠。
寒疟兮，商阳太溪验，
痃癖兮，冲门血海强。
夫医乃人之司命，非志士而莫为；
针乃理之渊微，须至人之指教。
先究其病源，后攻其穴道，
随手见功，应针取效，
方知玄里之玄，始达妙中之妙。
此篇不尽，略举其要。

（选自《针灸聚英》）

60.玉龙歌

扁鹊授我玉龙歌，玉龙一试绝沉疴。
玉龙之歌真罕得，流传千载无差讹。
我今歌此五龙诀，玉龙一百二十穴。

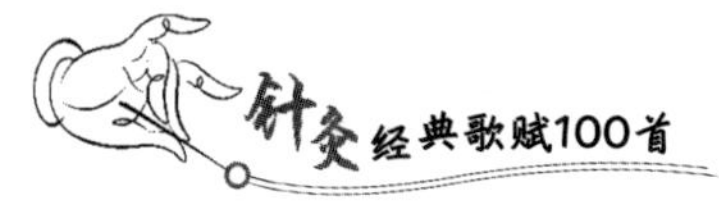

医者行针殊妙绝，但恐时人自差别。
补泻分明指中施，金针一刺显明医。
伛者立伸偻者起，从此名扬天下知。
中风不语最难医，发际顶门穴要知，
更向百会明补泻，即时苏醒免灾危。
鼻流清涕名鼻渊，先泻后补疾可痊，
若是头风并眼痛，上星穴内刺无偏。
头风呕吐眼昏花，穴取神庭始不差，
孩子慢惊何可治，印堂刺入艾还加。
头项强痛难回顾，牙疼并作一般看，
先向承浆明补泻，后针风府即时安。
偏正头风痛难医，丝竹金针亦可施，
沿皮向后透率谷，一针两穴世间稀。
偏正头风有两般，有无痰饮细推观，
若然痰饮风池刺，倘无痰饮合谷安。
口眼㖞斜最可嗟，地仓妙穴连颊车，
㖞左泻右依师正，㖞右泻左莫令斜。
不闻香臭从何治？迎香两穴可堪攻，
先补后泻分明效，一针未出气先通。
耳聋气闭痛难言，须刺翳风穴始痊，
亦治项上生瘰疬，下针泻动即安然。
耳聋之症不闻声，痛痒蝉鸣不快情，
红肿生疮须用泻，宜从听会用针行。
偶尔失音言语难，哑门一穴两筋间，

若知浅针莫深刺，言语音和照旧安。
眉间疼痛苦难当，攒竹沿皮刺不妨，
若是眼昏皆可治，更针头维即安康。
两眼红肿痛难熬，怕日羞明心自焦，
只刺睛明鱼尾穴，太阳出血自然消。
眼痛忽然血贯睛，羞明更涩最难睁，
须得太阳针血出，不用金刀疾自平。
心血炎上两眼红，迎香穴内刺为通，
若将毒血搐出后，目内清凉始见功。
强痛脊背泻人中，挫闪腰酸亦可攻，
更有委中之一穴，腰间诸疾任君攻。
肾弱腰疼不可当，施为行止甚非常，
若知肾俞二穴处，艾火频加体自康。
环跳能治腿股风，居髎二穴认真攻，
委中毒血更出尽，愈见医科神圣功。
膝腿无力身立难，原因风湿致伤残，
倘知二市穴能灸，步履悠然渐自安。
髋骨能医两腿疼，膝头红肿不能行，
必针膝眼膝关穴，攻效须臾病不生。
寒湿脚气不可熬，先针三里及阴交，
再将绝骨穴兼刺，肿痛顿时立见消。
肿红腿足草鞋风，须把昆仑二穴攻，
申脉太溪如再刺，神医妙诀起疲癃。
脚背疼起丘墟穴，斜针出血即时轻，

解溪再与商丘识，补泻行针要辨明。
行步艰难疾转加，太冲二穴效堪夸，
更针三里中封穴，去病如同用手拿。
膝盖红肿鹤膝风，阳陵二穴亦堪攻，
阴陵针透尤收效，红肿全消见异功。
腕中无力痛艰难，握物难移体不安，
腕骨一针虽见效，莫将补泻等闲看。
急疼两臂气攻胸，肩井分明穴可攻，
此穴原来真气聚，补多泻少应其中。
肩背风气连臂疼，背缝二穴用针明。
五枢亦治腰间痛，得穴方知疾顿轻。
两肘拘挛筋骨连，艰难动作欠安然，
只将曲池针泻动，尺泽兼行见圣传。
肩端红肿痛难当，寒湿相争气血狂，
若向肩髃明补泻，管君多灸自安康。
筋急不开手难伸，尺泽从来要认真，
头面纵有诸般症，一针合谷效通神。
腹中气块痛难当，穴法宜向内关访，
八法有名阴维穴，腹中之疾永安康。
腹中疼痛亦难当，大陵外关可消详，
若是胁疼并闭结，支沟奇妙效非常。
脾家之症最可怜，有寒有热两相煎，
间使二穴针泻动，热泻寒补病俱痊。
九种心痛及脾疼，上脘穴内用神针，

若还脾败中脘补，两针神效免灾侵。
痔漏之疾亦可憎，表里急重最难禁，
或痛或痒或下血，二白穴在掌后寻。
三焦热气壅上焦，口苦舌干岂易调，
针刺关冲出毒血，口生津液病俱消。
手臂红肿连腕疼，液门穴内用针明，
更将一穴名中渚，多泻中间疾自轻。
中风之症症非轻，中冲二穴可安宁，
先补后泻如无应，再刺人中立便轻。
胆寒心虚病如何，少冲二穴功最多，
刺入三分不着艾，金针用后自平和。
时行疟疾最难禁，穴法由来未审明，
若把后溪穴寻得，多加艾火即时轻。
牙疼阵阵苦相煎，穴在二间要得传，
若患翻胃并吐食，中魁奇穴莫教偏。
乳蛾之症少人医，必用金针疾始除，
如若少商出血后，即时安稳免灾危。
如今瘾疹疾多般，好手医人治亦难，
天井二穴多着艾，纵生瘰疬灸皆安。
寒痰咳嗽更兼风，列缺二穴最可攻，
先把太渊一穴泻，多加艾火即收功。
痴呆之症不堪亲，不识尊卑枉骂人，
神门独治痴呆病，转手骨开得穴真。
连日虚烦面赤妆，心中惊悸亦难当，

若将通里穴寻得，一用金针体便康。
风眩目烂最堪怜，泪出汪汪不可言，
大小骨空皆妙穴，多加艾火疾应痊。
妇人吹乳痛难消，吐血风痰稠似胶，
少泽穴内明补泻，应时神效气能调。
满身发热痛为虚，盗汗淋淋渐损躯，
须得百劳椎骨穴，金针一刺疾俱除。
忽然咳嗽腰背疼，身柱由来灸便轻，
至阳亦治黄疸病，先补后泻效分明。
肾败腰虚小便频，夜间起止苦劳神，
命门若得金针助，肾俞艾灸起邅迍。
九般痔漏最伤人，必刺承山效若神，
更有长强一穴是，呻吟大痛穴为真。
伤风不解嗽频频，久不医时劳便成，
咳嗽须针肺俞穴，痰多宜向丰隆寻。
膏肓二穴治病强，此穴原来难度量，
斯穴禁针多着艾，二十一壮亦无妨。
腠理不密咳嗽频，鼻流清涕气昏沉，
须知喷嚏风门穴，咳嗽宜加艾火深。
胆寒由是怕惊心，遗精白浊实难禁，
夜梦鬼交心俞治，白环俞治一般针。
肝家血少目昏花，宜补肝俞力便加，
更把三里频泻动，还光益血自无差。
脾家之症有多般，致成翻胃吐食难，
黄疸亦须寻腕骨，金针必定夺中脘。

无汗伤寒泻复溜，汗多宜将合谷收，
若然六脉皆微细，金针一补脉还浮。
大便闭结不能通，照海分明在足中，
更把支沟来泻动，方知妙穴有神功。
小腹胀满气攻心，内庭二穴要先针，
两足有水临泣泻，无水方能病不侵。
七般疝气取大敦，穴法由来指侧间，
肾气冲心何所治，关元带脉莫等闲。
传中劳病最难医，涌泉出血免灾危，
痰多须向丰隆泻，气喘丹田亦可施。
浑身疼痛疾非常，不定穴中细审详，
有筋有骨须浅刺，灼艾临时要度量。
劳宫穴在掌中寻，满手生疮痛不禁，
心胸之病大陵泻，气攻胸腹一般针。
哮喘之症最难当，夜间不睡气遑遑，
天突妙穴宜寻得，膻中着艾便安康。
鸠尾独治五般痫，此穴须当仔细观，
若然着艾宜七壮，多则伤人针亦难。
气喘急急不可眠，何当日夜苦忧煎，
若得璇玑针泻动，更取气海自安然。
肾强痛气发甚频，气上攻心似死人，
关元兼刺大敦穴，此法亲传始得真。
水病之疾最难熬，腹满虚胀不肯消，
先灸水分并水道，后针三里及阴交。
肾气冲心得几时，须用金针疾自除，

若得关元并带脉，四海谁不仰名医。
赤白妇人带下难，只因虚败不能安，
中极补多宜泻少，灼艾还须着意看。
吼喘之症嗽痰多，若用金针疾自和，
俞府乳根一样刺，气喘风痰渐渐磨。
伤寒过经犹未解，须向期门穴上针，
忽然气喘攻胸膈，三里泻多须用心。
脾泄之症别无他，天枢二穴刺休差，
此是五脏脾虚疾，艾火多添病不加。
口臭之疾最可憎，劳心只为苦多情，
大陵穴内人中泻，心得清凉气自平。
穴法深浅在指中，治病须臾见效功，
劝君要治诸般疾，何不当初记玉龙。
（选自《扁鹊神应针灸玉龙经》）

61.玉龙赋

夫参博以为要，辑简而舍烦，
总玉龙以成赋，信金针以获安。
原夫卒暴中风，顶门百会；
脚气连延，里绝三交。
头风鼻渊，上星可用；
耳聋腮肿，听会偏高。
攒竹头维，治目疼头痛；
乳根俞府，疗气嗽痰哮。

风市阴市，驱腿脚之乏力；
阴陵阳陵，除膝肿之难熬。
二白医痔漏，间使剿疟疾。
大敦去疝气，膏肓补虚劳。
天井治瘰疬瘾疹，神门治呆痴笑咷。
咳嗽风痰，太渊列缺宜刺；
尪羸喘促，璇玑气海当知。
期门大敦，能治坚痃疝气；
劳宫大陵，可疗心闷疮痍。
心悸虚烦刺三里，时疫痎疟寻后溪。
绝骨三里阴交，脚气宜此；
睛明太阳鱼尾，目症凭兹。
老者便多，命门兼肾俞而着艾；
妇人乳肿，少泽与太阳之可推。
身柱蠲嗽，能除膂痛；
至阳却疸，善治神疲。
长强承山，灸痔最妙；
丰隆肺俞，痰嗽称奇。
风门主伤冒寒邪之嗽，
天枢理感患脾泄之危。
风池绝骨，而疗乎伛偻；
人中曲池，可治其痿伛。
期门刺伤寒未解，经不再传；
鸠尾针癫痫已发，慎其妄施。
阴交水分三里，蛊胀宜刺；

商丘解溪丘墟，脚痛堪追。
尺泽理筋急之不用，腕骨疗手腕之难移。
肩脊痛兮，五枢兼于背缝；
肘挛痛兮，尺泽合于曲池。
风湿传于两肩，肩髃可疗；
壅热盛乎三焦，关冲最宜。
手臂红肿，中渚液门要辨；
脾虚黄疸，腕骨中脘何疑。
伤寒无汗，攻复溜宜泻；
伤寒有汗，取合谷当随。
欲调饱满之气逆，三里可胜；
要起六脉之沉匿，复溜称神。
照海支沟，通大便之秘；
内庭临泣，理小腹之䐜。
天突膻中医喘嗽，地仓颊车疗口㖞。
迎香攻鼻窒为最，肩井除臂痛如拿。
二间治牙疼，中魁理翻胃而即愈；
百劳止虚汗，通里疗心惊而即瘥。
大小骨空，治眼烂能止冷泪；
左右太阳，医目疼善除血翳。
心俞肾俞，治腰肾虚乏之梦遗；
人中委中，除腰脊痛闪之难制。
太溪昆仑申脉，最疗足肿之迍；
涌泉关元丰隆，为治尸劳之例。
印堂治其惊搐，神庭理乎头风。

大陵人中频泻，口气全除；
带脉关元多灸，肾败堪攻。
腿脚重疼，针髋骨膝关膝眼；
行步艰楚，刺三里中封太冲。
取内关于照海，医腹疾之块，
搐迎香于鼻内，消眼热之红。
肚痛秘结，大陵合外关于支沟；
腿风湿痛，居髎兼环跳于委中。
上脘中脘，治九种之心痛；
赤带白带，求中极之异同。
又若心虚热壅，少冲明于济夺；
目昏血溢，肝俞辨其实虚。
当心传之玄要，究手法之疾徐。
或值挫闪疼痛之不定，此为难拟定穴之可祛。
辑管见以便诵读，幸高明而无哂诸。

（选自《针灸聚英》）

62.胜玉歌

胜玉歌兮不虚言，此是杨家真秘传。
或针或灸依法语，补泻迎随随手捻。
头痛眩晕百会好，心疼脾痛上脘先。
后溪鸠尾及神门，治疗五痫立便痊。
髀疼要针肩井穴，耳闭听会莫迟延。
胃冷下脘却为良，眼痛须觅清冷渊。

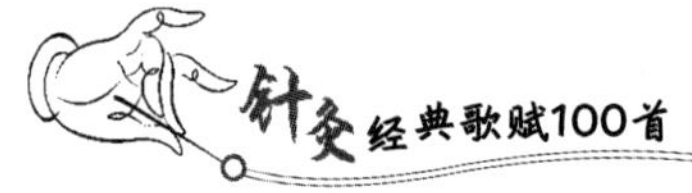

霍乱心疼吐痰涎，巨阙着艾便安然。
脾疼背痛中渚泻，头风眼痛上星专。
头项强急承浆保，牙腮疼紧大迎全。
行间可治膝肿病，尺泽能医筋拘挛。
若人行步苦艰难，中封太冲针便痊。
脚背痛时商丘刺，瘰疬少海天井边。
筋疼闭结支沟穴，颔肿喉闭少商前。
脾心痛急寻公孙，委中驱疗脚风缠。
泻却人中及颊车，治疗中风口吐沫。
五疟寒多热更多，间使大杼真妙穴。
经年或变劳怯者，痞满脐旁章门决。
噎气吞酸食不投，膻中七壮除膈热。
目内红痛苦皱眉，丝竹攒竹亦堪医。
若是痰涎并咳嗽，治却须当灸肺俞。
更有天突与筋缩，小儿吼闭自然疏。
两手酸痛难执物，曲池合谷共肩髃。
臂疼背痛针三里，头风头痛灸风池。
肠鸣大便时泄泻，脐旁两寸灸天枢。
诸般气症从何治，气海针之灸亦宜。
小肠气痛归来治，腰痛中空穴最奇。
腿股转酸难移步，妙穴说与后人知。
环跳风市及阴市，泻却金针病自除。
热疮臁内年年发，血海寻来可治之。
两膝无端肿如斗，膝眼三里艾当施。
两股转筋承山刺，脚气复溜不须疑。

踝跟骨痛灸昆仑，更有绝骨共丘墟。
灸罢大敦除疝气，阴交针入下胎衣。
遗精白浊心俞治，心热口臭大陵驱。
腹胀水分多得力，黄疸至阳便能离。
肝血盛兮肝俞泻，痔疾肠风长强欺。
肾败腰疼小便频，督脉两旁肾俞除。
六十六穴施应验，故成歌诀显针奇。

（选自《针灸大成》）

63.通玄指要赋

必欲治病，莫如用针。
巧运神机之妙，工开圣理之深。
外取砭针，能蠲邪而扶正，
中含水火，善回阳而倒阴。
原夫络别支殊，经交错综，
或沟池溪谷以歧异，或山海丘陵而隙共。
斯流派以难揆，在条纲而有统。
理繁而昧，纵补泻以何功，
法捷而明，自迎随而得用。
且如行步难移，太冲最奇。
人中除脊膂之强痛，
神门去心性之呆痴。
风伤项急，始求于风府，
头晕目眩，要觅于风池。
耳闭须听会而治也，

眼痛则合谷以推之。
胸结身黄，取涌泉而即可，
脑昏目赤，泻攒竹以便宜。
但见两肘之拘挛，仗曲池而平扫；
四肢之懈惰，凭照海以消除。
牙齿痛吕细堪治，头项强承浆可保。
太白宣导于气冲，阴陵开通于水道。
腹膨而胀，夺内庭以休迟，
筋转而疼，泻承山而在早。
大抵脚腕痛，昆仑解愈；
股膝疼，阴市能医。
痫发癫狂兮，凭后溪而疗理；
疟生寒热兮，仗间使以扶持。
期门罢胸满，血膨而可已，
劳宫退胃翻，心痛亦何疑。
稽夫大敦去七疝之偏坠，王公谓此；
三里却五劳之羸瘦，华佗言斯。
固知腕骨祛黄，然骨泻肾。
行间治膝肿目疾，尺泽去肘疼筋紧。
目昏不见，二间宜取；
鼻窒无闻，迎香可引。
肩井除两臂难任，丝竹疗头疼不忍。
咳嗽寒痰，列缺堪治；
眵䁾冷泪，临泣尤准。
髋骨将腿痛以祛残，

肾俞把腰疼而泻尽。
以见越人治尸厥于维会，随手而苏，
文伯泻死胎于阴交，应针而陨。
圣人于是察麻与痛，分实与虚。
实则自外而入也，虚则自内而出欤。
以故济母而裨其不足，夺子而平其有余。
观二十七之经络，一一明辨，
据四百四之疾证，件件皆除。
故得夭枉都无，跻斯民于寿域，
几微已判，彰往古之玄书。
抑又闻心胸病，求掌后之大陵；
肩背患，责肘前之三里。
冷痹肾败，取足阳明之土；
连脐腹痛，泻足少阴之水。
脊间心后者，针中渚而立痊；
胁下肋边者，刺阳陵而即止。
头项痛，拟后溪以安然；
腰脚疼，在委中而已矣。
夫用针之士，于此理苟能明焉，
收祛邪之功而在乎捻指。

（选自《针经指南》）

64.肘后歌

头面之疾针至阴，腿脚有疾风府寻，
心胸有病少府泻，脐腹有病曲泉针。

肩背诸疾中渚下，腰膝强痛交信凭，
胁肋腿痛后溪妙，股膝肿起泻太冲。
阴核发来如升大，百会妙穴真可骇。
顶心头痛眼不开，涌泉下针定安泰。
鹤膝肿劳难移步，尺泽能舒筋骨疼，
更有一穴曲池妙，根寻源流可调停，
其患若要便安愈，加以风府可用针。
更有手臂拘挛急，尺泽刺深去不仁，
腰背若患挛急风，曲池一寸五分攻。
五痔原因热血作，承山须下病无踪。
哮喘发来寝不得，丰隆刺入三分深。
狂言盗汗如见鬼，惺惺间使便下针。
骨寒髓冷火来烧，灵道妙穴分明记。
疟疾寒热真可畏，须知虚实可用意，
间使宜透支沟中，大椎七壮合圣治。
连日频频发不休，金门刺深七分是。
疟疾三日得一发，先寒后热无他语，
寒多热少取复溜，热多寒少用间使。
或患伤寒热未收，牙关风壅药难投，
项强反张目直视，金针用意列缺求。
伤寒四肢厥逆冷，脉气无时仔细寻，
神奇妙穴真有二，复溜半寸顺骨行。
四肢回还脉气浮，须晓阴阳倒换求，
寒则须补绝骨是，热则绝骨泻无忧，
脉若浮洪当泻解，沉细之时补便瘳。

百合伤寒最难医，妙法神针用意推，
口禁眼合药不下，合谷一针效甚奇。
狐惑伤寒满口疮，须下黄连犀角汤，
虫在脏腑食肌肉，须要神针刺地仓。
伤寒腹痛虫寻食，吐蛔乌梅可难攻，
十日九日必定死，中脘回还胃气通。
伤寒痞气结胸中，两目昏黄汗不通，
涌泉妙穴三分许，速使周身汗自通。
伤寒痞结胁积痛，宜用期门见深功。
当汗不汗合谷泻，自汗发黄复溜凭。
飞虎一穴通痞气，祛风引气使安宁。
刚柔二痉最乖张，口禁眼合面红妆，
热血流入心肺腑，须要金针刺少商。
中满如何去得根，阴包如刺效如神，
不论老幼依法用，须教患者便抬身。
打扑伤损破伤风，先于痛处下针攻，
后向承山立作效，甄权留下意无穷。
腰腿疼痛十年春，应针不了便惺惺，
大都引气探根本，服药寻方枉费金。
脚膝经年痛不休，内外踝边用意求，
穴号昆仑并吕细，应时消散即时瘳。
风痹痿厥如何治？大杼曲泉真是妙，
两足两胁满难伸，飞虎神针七分到。
腰软如何去得根，神妙委中立见效。

（选自《针灸聚英》）

65. 席弘赋

凡欲行针须审穴，要明补泻迎随诀，
胸背左右不相同，呼吸阴阳男女别。
气刺两乳求太渊，未应之时泻列缺。
列缺头痛及偏正，重泻太渊无不应。
耳聋气痞听会针，迎香穴泻功如神。
谁知天突治喉风，虚喘须寻三里中。
手连肩脊痛难忍，合谷针时要太冲。
曲池两手不如意，合谷下针宜仔细。
心疼手颤少海间，若要除根觅阴市。
但患伤寒两耳聋，金门听会疾如风。
五般肘痛寻尺泽，太渊针后却收功。
手足上下针三里，食癖气块凭此取。
鸠尾能治五般痫，若下涌泉人不死。
胃中有积刺璇玑，三里功多人不知。
阴陵泉治心胸满，针到承山饮食思。
大杼若连长强寻，小肠气痛即行针。
委中专治腰间痛，脚膝肿时寻至阴。
气滞腰疼不能立，横骨大都宜救急。
气海专能治五淋，更针三里寻呼吸。
期门穴主伤寒患，六日过经犹未汗，
但向乳根二肋间，又治妇人生产难。
耳内蝉鸣腰欲折，膝下明存三里穴，
若能补泻五会间，且莫向人容易说。

睛明治眼未效时，合谷光明安可缺。
人中治癫功最高，十三鬼穴不须饶，
水肿水分兼气海，皮内随针气自消。
冷嗽先宜补合谷，却须针泻三阴交。
牙齿肿痛并咽痹，二间阳溪疾怎逃。
更有三间肾俞妙，善除肩背消风劳。
若针肩井须三里，不刺之时气未调。
最是阳陵泉一穴，膝间疼痛用针烧。
委中腰痛脚挛急，取得其经血自调。
脚痛膝肿针三里，悬钟二陵三阴交。
更向太冲须引气，指头麻木自轻飘。
转筋目眩针鱼腹，承山昆仑立便消。
肚疼须是公孙妙，内关相应必然廖。
冷风冷痹疾难愈，环跳腰间针与烧。
风府风池寻得到，伤寒百病一时消。
阳明二日寻风府，呕吐还须上脘疗。
妇人心痛心俞穴，男子痃癖三里高。
小便不禁关元好，大便闭涩大敦烧。
髋骨腿疼三里泻，复溜气滞便离腰。
从来风府最难针，却用工夫度深浅，
倘若膀胱气未散，更宜三里穴中寻。
若是七疝小腹痛，照海阴交曲泉针，
又不应时求气海，关元同泻效如神。
小腹气撮痛连脐，速泻阴交莫在迟，
良久涌泉针取气，此中玄妙少人知。

小儿脱肛患多时，先灸百会次鸠尾。
久患伤寒肩背痛，但针中渚得其宜。
肩上痛连脐不休，手中三里便须求，
下针麻重即须泻，得气之时不用留。
腰连膝肿急必大，便于三里攻其隘，
下针一泻三补之，气上攻噎只管在，
噎不住时气海灸，定泻一时立便瘥。
补自卯南转针高，泻从卯北莫辞劳，
逼针泻气便须吸，若补随呼气自调。
左右拈针寻子午，抽针行气自迢迢，
用针补泻分明说，更有搜穷本与标。
咽喉最急先百会，太冲照海及阴交。
学者潜心宜熟读，席弘治病最名高。

（选自《针灸大全》）

66.兰江赋

担截之中数几何？有担有截起沉疴。
我今咏此兰江赋，何用三车五辐歌。
先将此法为定例，流注之中分次第。
胸中之病内关担，脐下公孙用法拦。
头部须还寻列缺，痰涎壅塞及咽干。
噤口咽风针照海，三棱出血刻时安。
伤寒在表并头痛，外关泻动自然安。
眼目之症诸疾苦，更须临泣用针担。
后溪专治督脉病，癫狂此穴治还轻，

申脉能除寒与热，头风偏正及心惊。
耳鸣鼻衄胸中满，好把金针此穴寻。
但遇痒麻虚即补，如逢疼痛泻而迎。
更有伤寒真妙诀，三阴须要刺阳经。
无汗更将合谷补，复溜穴泻好施针。
倘若汗多流不绝，合谷收补效如神。
四日太阴宜细辨，公孙照海一同行。
再用内关施截法，七日期门妙用针。
但治伤寒皆用泻，要知素问坦然明。
流注之中分造化，常将水火土金平。
水数亏兮直补肺，水之泛滥土能平。
春夏井荥刺宜浅，秋冬经合便宜深。
天地四时同此类，三才常用记胸心。
天地人部次第入，仍调各部一般匀。
夫弱妇强亦有克，妇弱夫强亦有刑。
皆在本经担与截，泻南补北亦须明。
经络明时知造化，不得师传枉费心。
不遇至人应莫度，天宝岂可付非人。
按定气血病人呼，重搓数十把针扶。
战提摇起向上使，气自流行病自无。

（选自《针灸聚英》）

67.灵光赋

黄帝岐伯针灸诀，依他经里分明说。

三阴三阳十二经，更有两经分八脉。
灵光典注极幽深，偏正头疼泻列缺。
睛明治眼胬肉攀，耳聋气闭听会间，
两鼻鼽衄针禾髎，鼻窒不闻迎香间。
治气上壅足三里，天突宛中治喘痰。
心疼手颤针少海，少泽应除心下寒。
两足拘挛觅阴市，五般腰痛委中安。
髀枢不动泻丘墟，复溜治肿如神医。
犊鼻治疗风邪疼，住喘却痛昆仑愈。
后跟痛在仆参求，承山筋转并久痔。
足掌下去寻涌泉，此法千金莫妄传。
此穴多治妇人疾，男蛊女孕两病痊。
百会鸠尾治痢疾，大小肠俞大小便。
气海血海疗五淋，中脘下脘治腹坚。
伤寒过经期门愈，气刺两乳求太渊。
大敦二穴主偏坠，水沟间使治邪癫。
吐血定喘补尺泽，地仓能止口流涎。
劳宫医得身劳倦，水肿水分灸即安。
五指不伸中渚取，颊车可针牙齿愈。
阴跷阳跷两踝边，脚气四穴先寻取。
阴阳陵泉亦主之，阴跷阳跷与三里。
诸穴一般治脚气，在腰玄机宜正取。
膏肓岂止治百病，灸得玄功病须愈。
针灸一穴数病除，学者尤宜加仔细。

悟得明师流注法，头目有病针四肢。
针有补泻明呼吸，穴应五行顺四时。
悟得人身中造化，此歌依旧是筌谛。
（选自《针灸大全》）

68.行针指要歌

或针风，先向风府百会中；
或针水，水分侠脐上边取；
或针结，针著大肠泻水穴；
或针劳，须向膏肓及百劳；
或针虚，气海丹田委中奇；
或针气，膻中一穴分明记；
或针嗽，风门肺俞须用灸；
或针痰，先针中脘三里间；
或针吐，中脘气海膻中补；
翻胃吐食一般医，针中有妙少人知。
（选自《针灸聚英》）

69.回阳九针歌

哑门劳宫三阴交，涌泉太溪中脘接。
环跳三里合谷并，此是回阳九针穴。
（选自《针灸聚英》）

70. 长桑君天星秘诀歌

天星秘诀少人知，此法专分前后施。
若是胃中停宿食，后寻三里起璇玑。
脾病血气先合谷，后刺三阴交莫迟。
如中鬼邪先间使，手臂挛痹取肩髃。
脚若转筋并眼花，先针承山次内踝。
脚气酸疼肩井先，次寻三里阳陵泉。
如是小肠连脐痛，先刺阴陵后涌泉。
耳鸣腰痛先五会，次针耳门三里内。
小肠气痛先长强，后刺大敦不要忙。
足缓难行先绝骨，次寻条口及冲阳。
牙疼头痛兼喉痹，先刺二间后三里。
胸膈痞满先阴交。针到承山饮食喜。
肚腹浮肿胀膨膨，先针水分泻建里。
伤寒过经不出汗，期门通里先后看。
寒疟面肿及肠鸣，先取合谷后内庭。
冷风湿痹针何处，先取环跳次阳陵。
指痛挛急少商好，依法施之无不灵。
此是桑君真口诀，时医莫作等闲轻。

（选自《乾坤生意》）

71. 针灸歌

中风瘫痪经年月，曲鬓七处艾且热。

耳聋气闭听会中，百会脱肛并泻血。
承浆暴哑口㖞斜，耳下颊车并口脱。
偏正头疼及目眩，囟会神庭最亲切。
风劳气嗽久未痊，第一椎下灸两边。
肺疼喘满难偃仰，华盖中府能安然。
喉闭失音并吐血，细寻天突宜无偏。
瘰疬当求缺盆内，紫宫吐血真秘传。
霍乱吐泻精神脱，艾灸中脘人当活。
食积脐旁取章门，气癖食关中脘穴。
脐上一寸名水分，腹胀更直施手诀。
关元气海脐心下，虚惫崩中真妙绝。
呕吐当先求膈俞，胁痛肝俞目翳除。
肩如反弓臂如折，曲池养老并肩髃。
泄泻注下取脐内，意舍消渴诚非虚。
气刺两乳中庭内，巨阙幽门更为最。
忽然下部发奔豚，穴号五枢宜灼艾。
肺俞魄户疗肺痿，疟灸脾俞寒热退。
膏肓二穴不易求，虚惫失精并上气。
五痔只好灸长强，肠风痔疾尤为良。
肠痛围脐四畔灸，相去寸半当酌量。
赤白带下小肠俞，咳逆期门中指长。
大敦二穴足大指，血崩血衄宜细详。
项强天井及天柱，鼻塞上星真可取。
人门挺露号产癀，阴跷脐心二穴主。

妇人血气痛难禁，四满灸之效可许。
脐下二寸名石门，针灸令人绝子女。
肩髃相对主瘘留，壮数灸之宜推求。
腹连殗殜骨蒸患，四花一灸可无忧。
环跳取时须侧卧，冷痺筋挛足不收。
转筋速灸承山上，太冲寒疝即时瘳。
脚气三里及风市，腰痛昆仑曲瞅里。
复溜偏治五淋病，涌泉无孕须怀子。
阴中湿痒阴跷间，便疝大敦足大指。
癫邪之病及五痫，手足四处艾俱起。
风拄地痛足髃疼，京历付阳与仆参。
心如锥刺太溪上，睛痛宜去灸拳尖。
历节痛风两处穴，飞扬绝骨可安痊。
脾虚腹胀身浮肿，大都三里艾宜燃。
赤白痢下中膂取，背脊三焦最宜主。
臂疼手痛手三里，腕骨肘髎与中渚。
巨骨更取穴谚譆，肩背痛兼灸天柱。
腰俞一穴最为奇，艾灸中间腰痛愈。
醉饱俱伤面目黄，但灸飞扬及库房。
额角偏头疼灌注，头风眼泪视䀮䀮。
伤寒热病身无汗，细详孔最患无妨。
寒气绕脐心痛急，天枢二穴夹脐旁。
女人经候不匀调，中极气海与中髎。
月闭乳痈临泣妙，瘕聚膀胱即莫抛。
乳汁少时膻中穴，夜间遗尿觅阴包。

足疼足弱步难履，委中更有三阴交。
心神怔忡多健忘，顶心百会保安康。
两丸牵痛阴痿缩，四满中封要忖量。
四直脐心灸便沥，胞转葱吹溺出良。
忽然梦魇归泉速，拇趾毛中最可详。
脑热脑寒并脑溜，囟会穴中宜著灸。
鼻中息肉气难通，灸取上星辨香臭。
天突结喉两旁间，能愈痰涎并咳嗽。
忽然痫发身旋倒，九椎筋缩无差谬。
痈疽杂病能为先，蒜艾当头急用捻。
犬咬蛇伤灸痕迹，牙疼叉手及肩尖。
噎塞乳根一寸穴，四椎骨下正无偏。
大便失血阳虚脱，脐心对脊效天然。

又歌曰

心疼巨阙穴中求，肩井曲池躯背痛。
眼胸肝俞及命门，足躄悬钟环跳中。
阴跷阳维治胎停，照海能于喉闭用。
大钟一穴疗心痴，太冲腹痛须勤诵。
脾胃疼痛泻公孙，胸腹痛满内关分。
劳嗽应须泻魄户，筋挛骨痛销魂门。
眼痛睛明及鱼尾，阴郄盗汗却堪闻。
若也中风在环跳，小儿骨蒸偏历尊。
行步艰难太冲取，虚损天枢实为主。
要知脊痛治人中，痴呆只向神门许。
风伤项急风府寻，头眩风池吾语汝。

耳闭听会眼合谷，承浆偏疗项难举。
胸结身黄在涌泉，眼昏目赤攒竹穿。
两肘拘挛曲池取，转筋却向承山先。
宣导气冲与太白，开通水道阴陵边。
脚腕痛时昆仑取，股膝疼痛阴市便。
癫痫后溪疟间使，心痛劳宫实堪治。
胸满胁胀取期门，大敦七疝兼偏坠。
怯黄偏在腕骨中，五劳羸瘦求三里。
膝肿目疾行间求，肘痛筋挛尺泽试。
若也鼻塞取迎香，两股酸疼肩井良。
偏头风痛泻攒竹，咳唾寒痰列缺强。
迎风冷泪在临泣，委中肾俞治腰行。
三阴交中死胎下，心胸如病大陵将。
肩背患时手三里，两足冷痹肾俞拟。
胁下筋边取阳陵，脊心如痛针中渚。
头强项硬刺后溪，欲知秘诀谁堪侣？
此法传从窦太师，后人行之踏规矩。
（选自《扁鹊神应针灸玉龙经》）

72.孙真人十三鬼穴歌

百邪癫狂所为病，针有十三穴须认，
凡针之体先鬼宫，次针鬼信无不应，
一一从头逐一求，男从左起女从右。
一针人中鬼宫停，左边下针右出针；

第二手大指甲下，名鬼信刺三分深；
三针足大指甲下，名曰鬼垒入二分；
四针掌后大陵穴，入针五分为鬼心；
五针申脉名鬼路，火针三下七锃锃；
第六却寻大椎上，入发一寸名鬼枕。
七刺耳垂下五分，名曰鬼床针要温；
八针承浆名鬼市，从左出右君须记；
九针间使为鬼窟，十针上星名鬼堂；
十一阴下缝三壮，女玉门头为鬼藏；
十二曲池名鬼臣，火针仍要七锃锃；
十三舌头当舌中，此穴须名是鬼封。
手足两边相对刺，若逢孤穴只单通，
此是先师真口诀，狂猖恶鬼走无踪。
（选自《千金方》）

73.徐秋夫鬼病十三穴歌

人中神庭风府始，舌缝承浆颊车次。
少商大陵间使连，乳中阳陵泉有据。
隐白行间不可差，十三穴是秋夫置。
（选自《针灸聚英》）

74.杂病穴法歌

杂病随症撰杂穴，仍兼原合与八法，
经络原会别论详，脏腑俞募当谨始，

根结标本理玄微，四关三部识其处。
伤寒一日刺风府，阴阳分经次第取。
汗吐下法非有他，合谷内关阴交杵。
一切风寒暑湿邪，头疼发热外关起。
头面耳目口鼻病，曲池合谷为之主，
偏正头疼左右针，列缺太渊不用补，
头风目眩项捩强，申脉金门手三里。
赤眼迎香出血奇，临泣太冲合谷侣，
耳聋临泣与金门，合谷针后听人语。
鼻塞鼻痔及鼻渊，合谷太冲随手取。
口噤㖞斜流涎多，地仓颊车仍可举。
口舌生疮舌下窍，三棱刺血非粗卤。
舌裂出血寻内关，太冲阴交走上部，
舌上生胎合谷当，手三里治舌风舞。
牙风面肿颊车神，合谷临泣泻不数。
二陵二跷与二交，头项手足互相与。
两井两商二三间，手上诸风得其所，
手指连肩相引疼，合谷太冲能救苦。
手三里治肩连脐，脊间心后称中渚。
冷嗽只宜补合谷，三阴交泻即时住。
霍乱中脘可入深，三里内庭泻几许。
心痛翻胃刺劳宫，寒者少泽细手指。
心痛手战少海求，若要除根阴市睹。
太渊列缺穴相连，能祛气痛刺两乳。
胁痛只须阳陵泉，腹痛公孙内关尔。

疟疾素问分各经，危氏刺指舌红紫。
痢疾合谷三里宜，甚者必须兼中膂。
心胸痞满阴陵泉，针到承山饮食美。
泄泻肚腹诸般疾，三里内庭功无比。
水肿水分与复溜，胀满中脘三里揣。
腰痛环跳委中神，若连背痛昆仑武。
腰连腿疼腕骨升，三里降下随拜跪。
腰连脚痛怎生医？环跳行间与风市。
脚膝诸痛羡行间，三里申脉金门侈。
脚若转筋眼发花，然谷承山法自古。
两足难移先悬钟，条口后针能步履。
两足酸麻补太溪，仆参内庭盘跟楚。
脚连胁腋痛难当，环跳阳陵泉内杵。
冷风湿痹针环跳，阳陵三里烧针尾。
七疝大敦与太冲，五淋血海通男妇。
大便虚秘补支沟，泻足三里效可拟。
热秘气秘先长强，大敦阳陵堪调护。
小便不通阴陵泉，三里泻下溺如注。
内伤食积针三里，璇玑相应块亦消。
脾病气血先合谷，后刺三阴针用烧。
一切内伤内关穴，痰火积块退烦潮。
吐血尺泽功无比，衄血上星与禾髎。
喘急列缺足三里，呕噎阴交不可饶。
劳宫能治五般痫，更刺涌泉疾若挑。
神门专治心痴呆，人中间使祛癫妖。

尸厥百会一穴美，更针隐白效昭昭。
妇人通经泻合谷，三里至阴催孕妊。
死胎阴交不可缓，胞衣照海内关寻。
小儿惊风少商穴，人中涌泉泻莫深。
痈疽初起审其穴，只刺阳经不刺阴。
伤寒流注分手足，太冲内庭可浮沉。
熟此筌蹄手要活，得后方可度金针。
又有一言真秘诀，上补下泻值千金。

（选自《医学入门》）

75. 十二经母子穴补泻歌

肺泻尺泽补太渊，大肠二间曲池间。
胆泻阳辅补侠溪，肝泻行间补曲泉。
心先神门后少冲，小肠小海后溪连。
膀胱束骨补至阴，肾泻涌泉复溜焉。
包络大陵中冲补，三焦天井中渚痊。
胃泻厉兑解溪补，脾在商丘大都边。

（选自《医宗金鉴》）

四、古代综合类歌赋

76. 针内障秘歌

内障由来十八般，精医明哲用心看，
分明一一知形状，下手行针自入玄。

察他冷热虚和实，多惊先服镇心丸，
弱翳细针粗拨老，针形不可一般般。
病虚新瘥怀妊月，针后应知将息难，
不雨不风兼吉日，清斋三日在针前。
安心定志存真气，念佛亲姻莫杂喧，
患者向明盘膝坐，医师全要静心田。
有血莫惊须住手，裹封如旧勿频看，
若然头痛不能忍，热茶和服草乌烟。
七日解封方视物，花生水动莫开言，
还睛圆散坚心服，百日冰轮澈九渊。

（选自《针灸大成》）

77.针内障要歌

内障金针针了时，医师治法要精微，
绵包黑豆如毬子，眼上安排慢熨之，
头边镇枕须平稳，仰卧三朝莫厌迟。
封后或然微有痛，脑风牵动莫狐疑，
或针或熨依前法，痛极仍将火熨宜。
盐白梅含止咽吐，大小便起与扶持，
高声叫唤私人欲，惊动睛轮见雪飞。
三七不须汤洗面，针痕湿着痛微微，
五辛酒面周年慎，出户升堂缓步移，
双眸了了康宁日，狂吝瞋予泄圣机。

（选自《针灸大成》）

78.标幽赋

拯救之法，妙用者针。
察岁时于天道，定形气于予心。
春夏瘦而刺浅，秋冬肥而刺深。
不穷经络阴阳，多逢刺禁；
既论脏腑虚实，须向经寻。
原夫起自中焦，水初下漏，
太阴为始，至厥阴而方终；
穴出云门，抵期门而最后。
正经十二，别络走三百余支；
正侧仰伏，气血有六百余候。
手足三阳，手走头而头走足，
手足三阴，足走腹而胸走手。
要识迎随，须明逆顺。
况乎阴阳气血，多少为最。
厥阴太阳，少气多血，
太阴少阴，少血多气，
而又气多血少者，少阳之分，
气盛血多者，阳明之位。
先详多少之宜，次察应至之气。
轻滑慢而未来，沉涩紧而已至。
既至也，量寒热而留疾；
未至也，据虚实而候气。
气之至也，如鱼吞钩饵之浮沉，

气未至也，如闲处幽堂之深邃。

气速至而速效，气迟至而不治。

观夫九针之法，毫针最微，七星上应，众穴主持。

本形金也，有蠲邪扶正之道，

短长水也，有决凝开滞之机。

定刺象木，或斜或正，口藏比火，进阳补羸。

循机扪而可塞以象土，实应五行而可知。

然是三寸六分，包含妙理；

虽细桢于毫发，同贯多歧。

可平五脏之寒热，能调六腑之虚实。

拘挛闭塞，遣八邪而去矣，

寒热痹痛，开四关而已之。

凡刺者，使本神朝而后入；

既刺也，使本神定而气随。

神不朝而勿刺，神已定而可施。

定脚处，取气血为主意；

下手处，认水木是根基。

天地人三才也，涌泉同璇玑百会；

上中下三部也，大包与天枢地机。

阳跷阳维并督带，主肩背腰腿在表之病；

阴跷阴维任冲脉，去心腹胁肋在里之疑。

二陵二跷二交，似续而交五大；

两间两商两井，相依而别两支。

大抵取穴之法必有分寸，先审自意次观肉分。

或伸屈而得之，或平直而安定。

在阳部筋骨之侧，陷下为真；
在阴分郄腘之间，动脉相应。
取五穴用一穴而必端，取三经用一经而可正。
头部与肩部详分，督脉与任脉易定。
明标与本，论刺深刺浅之经；
住痛移疼，取相交相贯之径。
岂不闻脏腑病，而求门海俞募之微；
经络滞，而求原别交会之道。
更穷四根三结，依标本而刺无不痊；
但用八法五门，分主客而针无不效。
八脉始终连八会，本是纪纲；
十二经络十二原，是为枢要。
一日取六十六穴之法，方见幽微；
一时取一十二经之原，始知要妙。
原夫补泻之法，非呼吸而在手指；
速效之功，要交正而识本经。
交经缪刺，左有病而右畔取；
泻络远针，头有病而脚上针。
巨刺与缪刺各异，微针与妙刺相通。
观部分而知经络之虚实，视浮沉而辨脏腑之寒温。
且夫先令针耀，而虑针损；
次藏口内，而欲针温。
目无外视，手如握虎；
心无内慕，如待贵人。
左手重而多按，欲令气散；

右手轻而徐入，不痛之因。
空心恐怯，直立侧而多晕；
背目沉掐，坐卧平而没昏。
推于十干十变，知孔穴之开阖；
论其五行五脏，察时日之旺衰。
伏如横弩，应若发机。
阴交阳别而定血晕，阴跷阳维而下胎衣。
痹厥偏枯，迎随俾经络接续，
漏崩带下，温补使气血依归。
静以久留，停针待之。
必准者，取照海治喉中之闭塞；
端的处，用大钟治心内之呆痴。
大抵疼痛实泻，痒麻虚补。
体重节痛而俞居，心下痞满而井主。
心胀咽痛，针太冲而必除；
脾冷胃疼，泻公孙而立愈。
胸满腹痛刺内关，胁疼肋痛针飞虎。
筋挛骨痛而补魂门，体热劳嗽而泻魄户。
头风头痛，刺申脉与金门；
眼痒眼疼，泻光明与地五。
泻阴郄止盗汗，治小儿骨蒸；
刺偏历利小便，医大人水蛊。
中风环跳而宜刺，虚损天枢而可取。
由是午前卯后，太阴生而疾温，
离左酉南，月朔死而速冷。

循扪弹怒，留吸母而坚长；
爪下伸提，疾呼子而嘘短。
动退空歇，迎夺右而泻凉，
推内进搓，随济左而补暖。
慎之！大患危疾，色脉不顺而莫针；
寒热风阴，饥饱醉劳而切忌。
望不补而晦不泻，弦不夺而朔不济；
精其心而穷其法，无灸艾而坏其皮；
正其理而求其原，免投针而失其位。
避灸处而加四肢，四十有九；
禁刺处而除六腧，二十有二。
抑又闻高皇抱疾未瘥，李氏刺巨阙而后苏；
太子暴死为厥，越人针维会而复醒。
肩井曲池，甄权刺臂痛而复射；
悬钟环跳，华佗刺躄足而立行。
秋夫针腰俞而鬼免沉疴；
王纂针交俞而妖精立出。
取肝俞与命门，使瞽士视秋毫之末；
刺少阳与交别，俾聋夫听夏蚋之声。
嗟夫！去圣逾远，此道渐坠。
或不得意而散其学，或愆其能而犯禁忌。
愚庸智浅，难契于玄言，
至道渊深，得之者有几？
偶述斯言，不敢示诸明达者焉，庶几乎童蒙之心启。

（选自《针灸指南》）

79. 流注指微赋

疾居荣卫，扶救者针。

观虚实与肥瘦，辨四时之浅深。

是见取穴之法，但分阴阳而溪谷；

迎随逆顺，须晓气血而升沉。

原夫指微论中，赜义成赋。

知本时之气开，说经络之流注。

每披文而参其法，篇篇之旨审存；

复按经而察其言，字字之功明谕。

疑隐皆知，虚实总附。

移痛住疼如有神，针下获安；

暴疾沉疴至危笃，刺之勿误。

详夫阴日血引，值阳气流。

口温针暖，牢濡深求。

诸经十二作数，络脉十五为周；

阴俞六十脏主，阳穴七二腑收。

刺阳经者，可卧针而取；

夺血络者，先俾指而柔。

逆为迎而顺为随，呼则泻而吸则补。

浅恙新疴，用针之因；淹疾延患，着灸之由。

躁烦药饵而难拯，必取八会；

痈肿奇经而蓄邪，先获砭瘳。

况夫甲胆乙肝，丁火壬水，

生我者号母，我生者名子。

春井夏荥乃邪在，秋经冬合方刺矣。
犯禁忌而病复，用日衰而难已。
孙络在于肉分，血行出于支里。
闷昏针晕，经虚补络须然；
痛实痒虚，泻子随母要指。
想夫先贤迅效，无出于针；
今人愈疾，岂离于医。
徐文伯泻孕于苑内，斯由甚速；
范九思疗咽于江夏，闻见言稀。
大抵古今遗迹，后世皆师。
王纂针魅而立康，獭从被出；
秋夫疗鬼而获效，魂免伤悲。
既而感指幽微，用针真诀。
孔窍详于筋骨肉分，刺要察于久新寒热。
接气通经，短长依法，
里外之绝，羸盈必别。
勿刺大劳，使人气乱而神隳；
慎妄呼吸，防他针昏而闭血。
又以常寻古义，犹有藏机，
遇高贤真趣，则超然得悟，
逢达人示教，则表我扶危。
男女气脉，行分时合度；
养子时刻，注穴必须依。
今详定疗病之宜，神针法式。

广搜难素之秘密文辞，深考诸家之肘函妙臆。
故称庐江流注之指微，以为后学之规则。

（选自《针灸大全》）

时间流注针法歌赋

一、天干地支歌赋

80. 天干配脏腑歌

甲胆乙肝丙小肠，丁心戊胃己脾乡。
庚属大肠辛属肺，壬属膀胱癸肾脏。
三焦阳腑须归丙，包络从阴丁火旁。
阳干宜纳阳之腑，脏配阴干理自当。

（选自《类经图翼》）

81. 地支配脏腑歌

肺寅大卯胃辰宫，脾巳心午小未中。
申膀酉肾心包戌，亥焦子胆丑肝通。

（选自《针灸大全》）

82. 脚不过膝手不过肘歌

阳日阳时气在前，血在后兮脉在边，
阴日阴时血在前，气在后兮脉归原。
阳日阳时针左转，先取阳经腑病看，
阴日阴时针右转，行属阴经脏腑痊。

83. 生成数歌

天一生水地六成，地二生火天七成，
天三生木地八成，地四生金天九成，
天五生土地十成。

（以上选自《针灸聚英》）

84. 五寅建元歌

甲己之年丙作首，乙庚之年戊为头，
丙辛之年庚寅上，丁壬壬寅顺行流，
若言戊癸何方起，甲寅之上去寻求。

85. 各月干支加减数歌

一五双减一，二六加零六，
三减二加十，四减一加五，
七零九加二，八加一七走，
十上加二八，冬三腊三九，
闰年三月起，余数均加一。

86. 五子建元歌

甲己还加甲，乙庚丙作初，
丙辛生戊子，丁壬庚子头，
戊癸起壬子，周而复始求。
（以上选自《针灸学》）

二、子午流注歌赋

87. 甲日胆经流注开穴歌

甲日戌时胆窍阴，丙子时中前谷荥，
戊寅陷谷阳明俞，返本丘墟木在寅，
庚辰经注阳溪穴，壬午膀胱委中寻，
甲申时纳三焦水，荥合天干取液门。

88. 乙日肝经流注开穴歌

乙日酉时肝大敦，丁亥时荥少府心，
己丑太白太冲穴，辛卯经渠是肺经，
癸巳肾宫阴谷合，乙未劳宫火穴荥。

89. 丙日小肠经流注开穴歌

丙日申时少泽当，戊戌内庭治胀康，
庚子时在三间俞，本原腕骨可祛黄，

壬寅经火昆仑上，甲辰阳陵泉合长，
丙午时受三焦木，中渚之中仔细详。

90.丁日心经流注开穴歌

丁日未时心少冲，己酉大都脾土逢，
辛亥太渊神门穴，癸丑复溜肾水通，
乙卯肝经曲泉合，丁巳包络大陵中。

91.戊日胃经流注开穴歌

戊日午时厉兑先，庚申荥穴二间迁，
壬戌膀胱寻束骨，冲阳土穴必还原，
甲子胆经阳辅是，丙寅小海穴安然，
戊辰气纳三焦脉，经穴支沟刺必痊。

92.己日脾经流注开穴歌

己日巳时隐白始，辛未时中鱼际取，
癸酉太溪太白原，乙亥中封内踝比，
丁丑时合少海心，己卯间使包络止。

93.庚日大肠经流注开穴歌

庚日辰时商阳居，壬午膀胱通谷之，
甲申临泣为俞木，合谷金原返本归，
丙戌小肠阳谷火，戊子时居三里宜，

庚寅气纳三焦合，天井之中不用疑。

94.辛日肺经流注开穴歌

辛日卯时少商本，癸巳然谷何须忖，
乙未太冲原太渊，丁酉心经灵道引，
己亥脾合阴陵泉，辛丑曲泽包络准。

95.壬日膀胱经流注开穴歌

壬日寅时起至阴，甲辰胆脉侠溪荥，
丙午小肠后溪俞，返求京骨本原寻，
三焦寄有阳池穴，返本还原似嫡亲，
戊申时注解溪胃，大肠庚戌曲池真，
壬子气纳三焦寄，井穴关冲一片金，
关冲属金壬属水，子母相生恩义深。

96.癸日肾经流注开穴歌

癸日亥时井涌泉，乙丑行间穴必然，
丁卯俞穴神门是，本寻肾水太溪原，
包络大陵原并过，己巳商丘内踝边，
辛未肺经合尺泽，癸酉中冲包络连，
子午截时安定穴，留传后学莫忘言。

（以上选自《针灸大全》）

三、灵龟八法歌赋

97.灵龟八法配穴歌

坎一联申脉，照海坤二五，
震三属外关，巽四临泣数，
乾六是公孙，兑七后溪府，
艮八系内关，离九列缺主。

98.八法逐日干支代数歌

甲己辰戌丑未十，乙庚申酉九为期，
丁壬寅卯八成数，戊癸巳午七相宜，
丙辛亥子亦七数，逐日干支即得知。

99.八法临时干支代数歌

甲己子午九宜用，乙庚丑未八无疑，
丙辛寅申七作数，丁壬卯酉六顺知，
戊癸辰戌各有五，巳亥单加四共齐，
阳日除九阴除六，不及零余穴下推。

100.飞腾八法歌

壬甲公孙即是乾，丙居艮上内关然，
戊为临泣生坎水，庚属外关震相连，
辛上后溪装巽卦，乙癸申脉到坤传，
己上列缺南离土，丁居照海兑金全。

（以上选自《针灸大全》）

针灸歌赋经穴主病检索

1. 手太阴肺经经穴主病

“中府”穴主病

《百症赋》：“胸满更加噎塞，中府意舍所行。”

《针灸歌》：“肺疼喘满难偃仰，华盖中府能安然。”

“天府”穴主病

《百症赋》：“天府合谷，鼻中衄血宜追。”

“尺泽”穴主病

《玉龙歌》：“筋急不开手难伸，尺泽从来要认真”；“两肘拘挛筋骨连，艰难动作欠安然，只将曲池针泻动，尺泽兼行见圣传。”

《玉龙赋》：“尺泽理筋急之不用”；“肘挛痛兮，尺泽合于曲池。”

《通玄指要赋》：“尺泽去肘疼筋紧。”

《胜玉歌》：“尺泽能医筋拘挛。”

《席弘赋》：“五般肘痛寻尺泽，太渊针后却收功。”

《肘后歌》：“鹤膝肿劳难移步，尺泽能舒筋骨疼，更有一穴曲池妙，根寻源流可调停”；“更有手臂拘挛急，尺泽刺深去不仁。”

《灵光赋》：“吐血定喘补尺泽。”

《杂病十一穴歌》：“肩背并和肩髆疼，曲池合谷七分深，未愈尺泽加一寸，更于三间次第行。”

《杂病穴法歌》：“吐血尺泽功无比，衄血上星与禾髎。”

《针灸歌》：“肘痛筋挛尺泽试。”

“孔最”穴主病

《针灸歌》：“伤寒热病身无汗，细详孔最患无妨。”

“列缺”穴主病

《四总穴歌》：“肚腹三里留，腰背委中求，头项寻列缺，面口合谷收。”

《玉龙歌》：“寒痰咳嗽更兼风，列缺二穴最可攻，先把太渊一穴泻，多加艾火即收功。”

《玉龙赋》：“咳嗽风痰，太渊列缺宜刺。”

《通玄指要赋》：“咳嗽寒痰，列缺堪治。”

《肘后歌》：“或患伤寒热未收，牙关风壅药难投，项强反张目直视，金针用意列缺求。”

《马丹阳天星十二穴歌》：“列缺腕侧上，次指手交叉，善疗偏头患，遍身风痹麻，痰涎频壅上，口噤不开牙，若能明补泻，应手即如拿。”

《八脉八穴治症歌》：“痔疟变肿泄痢，唾红溺血咳痰，牙疼喉肿小便难，心胸腹疼噎咽。产后发强不语，腰痛血疾脐寒，死胎不下膈中寒，列缺乳痈多散。”

《千金十穴歌》：“胸项如有痛，后溪并列缺。”

《兰江赋》：“头部须还寻列缺，痰涎壅塞及咽干。”

《灵光赋》：“偏正头疼泻列缺。”

《杂病十一穴歌》：“咽喉以下至于脐，胃脘之中百病危，心气痛时胸结硬，伤寒呕哕闷涎随，列缺下针三分许，三分针泻到风池，二指三间并三里，中冲还刺五分依。”

《杂病穴法歌》：“偏正头疼左右针，列缺太渊不用补”；“太渊列缺穴相连，能祛气痛刺两乳”；“喘急列缺足三里，呕噎阴交不可饶。”

《针灸歌》：“咳唾寒痰列缺强。”

《八法手诀歌》：“后溪前上外肩背，列缺针时脉气通。”

“经渠”穴主病

《百症赋》：“热病汗不出，大都更接于经渠。”

《杂病十一穴歌》：“肘痛将针刺曲池，经渠合谷共相宜，五分针刺于二穴，疟病缠身便得离”；“汗出难来刺腕骨，五分针泻要君知，鱼际经渠并通里，一分针泻汗淋漓。”

“太渊”穴主病

《玉龙歌》：“寒痰咳嗽更兼风，列缺二穴最可攻，先把太渊一穴泻，多加艾火即收功。”

《玉龙赋》：“咳嗽风痰，太渊列缺宜刺。”

《席弘赋》：“列缺头痛及偏正，重泻太渊无不应”；

“气刺两乳求太渊，未应之时泻列缺”；“五般肘痛寻尺泽，太渊针后却收功。”

《杂病十一穴歌》：“头风头痛与牙疼，合谷三间两穴寻，更向大都针眼痛，太渊穴内用针行。”

《灵光赋》：“气刺两乳求太渊。”

《杂病穴法歌》：“偏正头疼左右针，列缺太渊不用补”；“太渊列缺穴相连，能祛气痛刺两乳。”

“鱼际”穴主病

《百症赋》：“喉痛兮，液门鱼际去疗。”

《杂病十一穴歌》：“汗出难来刺腕骨，五分针泻要君知，鱼际经渠并通里，一分针泻汗淋漓。”

“少商”穴主病

《百症赋》：“少商曲泽，血虚口渴同施。”

《玉龙歌》：“乳蛾之症少人医，必用金针疾始除，如若少商出血后，即时安稳免灾危。”

《胜玉歌》：“颔肿喉闭少商前。”

《肘后歌》：“刚柔二痉最乖张，口噤眼合面红妆，热血流入心肺腑，须要金针刺少商。”

《孙真人十三鬼穴歌》：“凡针之体先鬼宫，次针鬼信无不应”；“第二手大指甲下，名鬼信刺三分深。”

《徐秋夫鬼病十三穴歌》：“人中神庭风府始，舌缝承浆颊车次，少商大陵间使连，乳中阳陵泉有据，隐白行间不可差，十三穴是秋夫置。”

《长桑君天星秘诀歌》：“指痛挛急少商好，依法施之无不灵。”

《杂病穴法歌》：“两井两商二三间，手上诸风得其所”；“小儿惊风少商穴，人中涌泉泻莫深。”

2. 手阳明大肠经经穴主病

“商阳”穴主病

《百症赋》：“寒疟兮，商阳太溪验。”

《杂病穴法歌》：“两井两商二三间，手上诸风得其所。”

“二间”穴主病

《百症赋》：“寒栗恶寒，二间疏通阴郄暗。”

《玉龙歌》：“牙疼阵阵苦相煎，穴在二间要得传。”

《玉龙赋》：“二间治牙疼，中魁理翻胃而即愈。”

《通玄指要赋》：“目昏不见，二间宜取。”

《席弘赋》：“牙齿肿痛并咽痹，二间阳溪疾怎逃。”

《行针指要歌》：“或针结，针著大肠泻水穴。”

《长桑君天星秘诀歌》：“牙疼头痛兼喉痹，先刺二间后三里。”

《杂病穴法歌》：“两井两商二三间，手上诸风得其所。”

“三间”穴主病

《百症赋》：“目中漠漠，即寻攒竹三间。”

《席弘赋》：“更有三间肾俞妙，善除肩背消风劳。”

《杂病穴法歌》：“两井两商二三间，手上诸风得其所。”

《杂病十一穴歌》：“肘痛将针刺曲池，经渠合谷共相宜，五分针刺于二穴，疟病缠身便得离，未愈更加三间刺，五分深刺莫忧疑”；“四肢无力中邪风，眼涩难开百病攻，精神昏倦多不语，风池合谷用针通，两手三间随后泻，三里兼之与太冲，各入五分于穴内，迎随得法有奇功”；“汗出难来刺腕骨，五分针泻要君知，鱼际经渠并通里，一分针泻汗淋漓，二指三间及三里，大指各刺五分宜，汗至如若通遍体，有人明此是良医”；“咽喉以下至于脐，胃脘之中百病危，心气痛时胸结硬，伤寒呕哕闷涎随，列缺下针三分许，三分针泻到风池，二指三间并三里，中冲还刺五分依”；“肩背并和肩膊疼，曲池合谷七分深，未愈尺泽加一寸，更于三间次第行”；“头风头痛与牙疼，合谷三间两穴寻，更向大都针眼痛，太渊穴内用针行。”

“合谷”穴主病

《四总穴歌》：“肚腹三里留，腰背委中求，头项寻列缺，面口合谷收。”

《百症赋》：“天府合谷，鼻中衄血宜追。”

《玉龙歌》：“头面纵有诸般症，一针合谷效通神”；“偏正头风有两般，有无痰饮细推观，若然痰饮风池刺，倘无痰饮合谷安”；“无汗伤寒泻复溜，汗多宜将合谷收，若然六脉皆微细，金针一补脉还浮。”

《玉龙赋》：“伤寒无汗，攻复溜宜泻；伤寒有汗，取合谷当随。”

《通玄指要赋》：“眼痛则合谷以推之。”

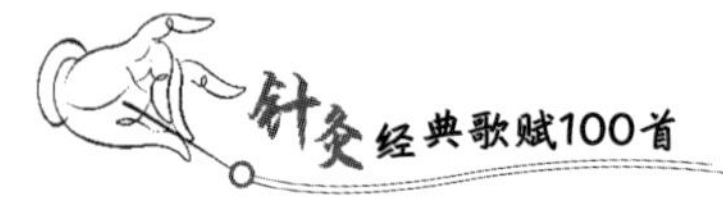

《胜玉歌》："两手酸痛难执物，曲池合谷共肩髃。"

《席弘赋》："曲池两手不如意，合谷下针宜仔细"；"手连肩脊痛难忍，合谷针时要太冲"；"睛明治眼未效时，合谷光明安可缺"；"冷嗽先宜补合谷，却须针泻三阴交。"

《肘后歌》："当汗不汗合谷泻"；"百合伤寒最难医，妙法神针用意推，口禁眼合药不下，合谷一针效甚奇。"

《马丹阳天星十二穴歌》："合谷在虎口，两指歧骨间，头疼并面肿，疟疾热还寒，齿龋鼻衄血，口噤不开言，针入五分深，令人即便安。"

《回阳九针歌》："哑门劳宫三阴交，涌泉太溪中脘接，环跳三里合谷并，此是回阳九针穴。"

《千金十穴歌》："曲池与合谷，头面病可彻。"

《兰江赋》："无汗更将合谷补，复溜穴泻好施针，倘若汗多流不绝，合谷收补效如神。"

《杂病穴法歌》："头面耳目口鼻病，曲池合谷为之主"；"赤眼迎香出血奇，临泣太冲合谷侣"；"耳聋临泣与金门，合谷针后听人语"；"鼻塞鼻痔及鼻渊，合谷太冲随手取"；"舌上生苔合谷当，手三里治舌风舞"；"牙风面肿颊车神，合谷临泣泻不数"；"手指连肩相引疼，合谷太冲能救苦"；"汗吐下法非有他，合谷内关阴交杵"；"冷嗽只宜补合谷，三阴交泻即时住"；"痢疾合谷三里宜，甚者必须兼中膂"；"脾病气血先合谷，后刺三阴针用烧"；"妇人通经泻合谷，三里至阴催孕妊。"

《杂病十一穴歌》："四肢无力中邪风，眼涩难开百病攻，精神昏倦多不语，风池合谷用针通”；“肘痛将针刺曲池，经渠合谷共相宜，五分针刺于二穴，疟病缠身便得离”；“肩背并和肩膊疼，曲池合谷七分深”；“头风头痛与牙疼，合谷三间两穴寻，更向大都针眼痛，太渊穴内用针行”；“攒竹丝竹主头疼，偏正皆宜向此针，更去大都徐泻动，风池针刺三分深，曲池合谷先针泻，永与除疴病不侵”；“听会兼之与听宫，七分针泻耳中聋，耳门又泻三分许，更加七壮灸听宫，大肠经内将针泻，曲池合谷七分中。”

《长桑君天星秘诀歌》：“脾病血气先合谷，后刺三阴交莫迟”；“寒疟面肿及肠鸣，先取合谷后内庭。”

《杂病奇穴主治歌》：“合谷在虎口，两指歧骨间，头疼并面肿，疟病热还寒，体热身汗出，目暗视茫然，齿龋鼻衄血，口噤不能言，针入深三分，能令人病安。”

《针灸歌》：“耳闭听会眼合谷。”

《禁针穴歌》：“孕妇不宜针合谷，三阴交内亦通论。”

“阳溪”穴主病

《百症赋》：“肩髃阳溪，消瘾风之热极。”

《席弘赋》：“牙齿肿痛并咽痹，二间阳溪疾怎逃。”

“偏历”穴主病

《标幽赋》：“刺偏历利小便，医大人水蛊。”

《针灸歌》：“小儿骨蒸偏历尊。”

“温溜”穴主病

《百症赋》：“审他项强伤寒，温溜期门而主之。”

“手三里”穴主病

《百症赋》：“两臂顽麻，少海就傍于三里。”

《胜玉歌》："臂疼背痛针三里。"

《通玄指要赋》："肩背患，责肘前之三里。"

《席弘赋》："手足上下针三里，食癖气块凭此取"；"肩上痛连脐不休，手中三里便须求，下针麻重即须泻，得气之时不用留。"

《长桑君天星秘诀歌》："牙疼头痛兼喉痹，先刺二间后三里。"

《杂病穴法歌》："头风目眩项捩强，申脉金门手三里"；"舌上生胎合谷当，手三里治舌风舞"；"手三里治肩连脐，脊间心后称中渚。"

《杂病十一穴歌》："四肢无力中邪风，眼涩难开百病攻，精神昏倦多不语，风池合谷用针通，两手三间随后泻，三里兼之与太冲，各入五分于穴内，迎随得法有奇功"；"汗出难来刺腕骨，五分针泻要君知，鱼际经渠并通里，一分针泻汗淋漓，二指三间及三里，大指各刺五分宜，汗至如若通遍体，有人明此是良医"；"咽喉以下至于脐，胃脘之中百病危，心气痛时胸结硬，伤寒呕哕闷涎随，列缺下针三分许，三分针泻到风池，二指三间并三里，中冲还刺五分依。"

《针灸歌》："臂疼手痛手三里，腕骨肘髎与中渚"；"肩背患时手三里。"

"曲池"穴主病

《百症赋》："半身不遂，阳陵远达于曲池"；"发热仗少冲曲池之津。"

《玉龙歌》："两肘拘挛筋骨连，艰难动作欠安然，只将曲池针泻动，尺泽兼行见圣传。”

《玉龙赋》：“人中曲池，可治其痿伛”；“肘挛痛兮，尺泽合于曲池。”

《通玄指要赋》：“两肘之拘挛，仗曲池而平扫。”

《胜玉歌》：“两手酸痛难执物，曲池合谷共肩髃。”

《席弘赋》：“曲池两手不如意，合谷下针宜仔细。”

《肘后歌》：“鹤膝肿劳难移步，尺泽能舒筋骨疼，更有一穴曲池妙，根寻源流可调停”；“腰背若患挛急风，曲池一寸五分攻。”

《孙真人十三鬼穴歌》：“十二曲池名鬼臣，火针仍要七锃锃。”

《标幽赋》：“肩井曲池，甄权刺臂痛而复射。”

《马丹阳天星十二穴歌》：“曲池拱手取，屈肘骨边求，善治肘中痛，偏风手不收，挽弓开不得，筋缓莫梳头，喉闭促欲死，发热更无休，遍身风癣癞，针着即时瘳。”

《千金十穴歌》：“曲池与合谷，头面病可彻。”

《杂病穴法歌》：“头面耳目口鼻病，曲池合谷为之主。”

《杂病十一穴歌》：“肘膝疼时刺曲池，进针一寸是相宜，左病针右右针左，依此三分泻气奇”；“肘痛将针刺曲池，经渠合谷共相宜，五分针刺于二穴，疟病缠身便得离”；“肩背并和肩膊疼，曲池合谷七分深”；“听会兼之与听宫，七分针泻耳中聋，耳门又泻三分许，更加七壮灸听宫，大肠经内将针泻，曲池合谷七分中”；“攒竹丝竹主头疼，偏正皆宜向此针，更去大都徐泻动，风池针刺三分深，曲池合谷先针泻，永与除疴病不侵。”

《杂病奇穴主治歌》：“曲池拱手取，屈肘骨边求，善治肘中痛，偏风手不收，挽弓开不得，臂痪怯梳头，喉痹促欲死，发热更无休，遍身风癣癞，针着实时瘳。”

《针灸歌》：“两肘拘挛曲池取”；肩井曲池躯背痛”；“肩如反弓臂如折，曲池养老并肩髃。”

“肘髎”穴主病

《针灸歌》：“臂疼手痛手三里，腕骨肘髎与中渚。”

“手五里、臂臑”穴主病

《百症赋》：“五里臂臑，生疬疮而能治。”

“肩髃”穴主病

《百症赋》：“肩髃阳溪，消瘾风之热极。”

《玉龙歌》：“肩端红肿痛难当，寒湿相争气血狂，若向肩髃明补泻，管君多灸自安康。”

《玉龙赋》：“风湿传于两肩，肩髃可疗。”

《胜玉歌》：“两手酸痛难执物，曲池合谷共肩髃。”

《长桑君天星秘诀歌》：“手臂挛痹取肩髃。”

《针灸歌》：“肩如反弓臂如折，曲池养老并肩髃”；“肩髃相对主痿留，壮数灸之宜推求。”

“巨骨”穴主病

《针灸歌》：“巨骨更取穴譩譆，肩背痛兼灸天柱。”

“天鼎”穴主病

《百症赋》：“天鼎间使，失音嗫嚅而休迟。”

“禾髎”穴主病

《灵光赋》：“两鼻鼽衄针禾髎。”

《杂病穴法歌》：“吐血尺泽功无比，衄血上星与禾髎。”

“迎香”穴主病

《百症赋》：“面上虫行有验，迎香可取。”

《玉龙歌》：“不闻香臭从何治？迎香两穴可堪攻，先补后泻分明效，一针未出气先通。”

《玉龙赋》：“迎香攻鼻窒为最。”

《通玄指要赋》：“鼻窒无闻，迎香可引。”

《席弘赋》：“耳聋气痞听会针，迎香穴泻功如神。”

《灵光赋》：“鼻窒不闻迎香间。”

《针灸歌》：“若也鼻塞取迎香。”

3.足阳明胃经经穴主病

“巨髎”穴主病

《百症赋》：“胸膈停留瘀血，肾俞巨髎宜征。”

“地仓”穴主病

《百症赋》：“颊车地仓穴，正口㖞于片时。”

《玉龙歌》：“口眼㖞斜最可嗟，地仓妙穴连颊车，㖞左泻右依师正，㖞右泻左莫令斜。”

《玉龙赋》：“地仓颊车疗口㖞。”

《肘后歌》：“狐惑伤寒满口疮，须下黄连犀角汤。虫在脏腑食肌肉，须要神针刺地仓。”

《灵光赋》：“地仓能止口流涎。”

《杂病穴法歌》：“口噤㖞斜流涎多，地仓颊车仍可举。”

“大迎”穴主病

《百症赋》：“目眴兮颧髎大迎。”

《胜玉歌》：“牙腮疼紧大迎全。”

“颊车”穴主病

《百症赋》：“颊车地仓穴，正口㖞于片时。”

《玉龙歌》：“口眼㖞斜最可嗟，地仓妙穴连颊车，㖞左泻右依师正，㖞右泻左莫令斜。”

《玉龙赋》：“地仓颊车疗口㖞。”

《胜玉歌》：“泻却人中及颊车，治疗中风口吐沫。”

《孙真人十三鬼穴歌》：“七刺耳垂下五分，名曰鬼床针要温。”

《徐秋夫鬼病十三穴歌》：“人中神庭风府始，舌缝承浆颊车次，少商大陵间使连，乳中阳陵泉有据，隐白行间不可差，十三穴是秋夫置。”

《灵光赋》：“颊车可针牙齿愈。”

《杂病穴法歌》：“口噤㖞斜流涎多，地仓颊车仍可举”；“牙风面肿颊车神，合谷临泣泻不数。”

《针灸歌》：“承浆暴哑口㖞斜，耳下颊车并口脱。”

“头维”穴主病

《百症赋》：“泪出刺临泣头维之处。”

《玉龙歌》：“眉间疼痛苦难当，攒竹沿皮刺不妨，若是眼昏皆可治，更针头维即安康。”

《玉龙赋》：“攒竹头维，治目疼头痛。”

“缺盆”穴主病

《针灸歌》：“瘰疬当求缺盆内。”

“气户”穴主病

《百症赋》：“久知胁肋疼痛，气户华盖有灵。”

“库房”穴主病

《针灸歌》：“醉饱俱伤面目黄，但灸飞扬及库房。”

“屋翳（屏翳）”穴主病

《百症赋》：“至阴屏翳，疗痒疾之疼多。”

“乳中”穴主病

《徐秋夫鬼病十三穴歌》：“人中神庭风府始，舌缝承浆颊车次，少商大陵间使连，乳中阳陵泉有据，隐白行间不可差，十三穴是秋夫置。”

“乳根”穴主病

《玉龙歌》：“吼喘之症嗽痰多，若用金针疾自和，俞府乳根一样刺，气喘风痰渐渐磨。”

《玉龙赋》：“乳根俞府，疗气嗽痰哮。”

《席弘赋》：“期门穴主伤寒患，六日过经犹未汗，但向乳根二肋间，又治妇人生产难。”

《针灸歌》：“噎塞乳根一寸穴，四椎骨下正无偏。”

“天枢”穴主病

《百症赋》：“月潮违限，天枢水泉细详。”

《玉龙歌》：“脾泄之症别无他，天枢二穴刺休差，此是五脏脾虚疾，艾火多添病不加。”

《玉龙赋》：“天枢理感患脾泄之危。”

《胜玉歌》："肠鸣大便时泄泻，脐旁两寸灸天枢。"

《行针指要歌》："或针结，针著大肠泻水穴。"

《针灸歌》："寒气绕脐心痛急，天枢二穴夹脐旁"；"虚损天枢实为主。"

"水道"穴主病

《百症赋》："脊强兮水道筋缩。"

《玉龙歌》："水病之疾最难熬，腹满虚胀不肯消，先灸水分并水道，后针三里及阴交。"

《通玄指要赋》："阴陵开通于水道。"

《针灸歌》："开通水道阴陵边。"

"归来"穴主病

《胜玉歌》："小肠气痛归来治。"

"气冲"穴主病

《百症赋》："带下产崩，冲门气冲宜审。"

《通玄指要赋》："太白宣导于气冲。"

《针灸歌》："宣导气冲与太白。"

"阴市"穴主病

《玉龙歌》："膝腿无力身立难，原因风湿致伤残，倘知二市穴能灸，步履悠然渐自安。"

《玉龙赋》："风市阴市，驱腿脚之乏力。"

《通玄指要赋》："股膝疼，阴市能医。"

《胜玉歌》："腿股转酸难移步，妙穴说与后人知，环跳风市及阴市，泻却金针病自除。"

《席弘赋》："心疼手颤少海间，若要除根觅阴市。"

《灵光赋》："两足拘挛觅阴市。"

《杂病穴法歌》："心痛手战少海求，若要除根阴市睹。"

《针灸歌》："股膝疼痛阴市便。"

"犊鼻"穴主病

《灵光赋》："犊鼻治疗风邪疼。"

《杂病十一穴歌》："膝痛二寸针犊鼻，三里阴交要七次，但能仔细寻其理，劫病之功在片时。"

"足三里"穴主病

《四总穴歌》："肚腹三里留，腰背委中求，头项寻列缺，面口合谷收。"

《百症赋》："两臂顽麻，少海就傍于三里"；"中邪霍乱，寻阴谷三里之程。"

《玉龙歌》："肝家血少目昏花，宜补肝俞力便加，更把三里频泻动，还光益血自无差"；"寒湿脚气不可熬，先针三里及阴交，再将绝骨穴兼刺，肿痛顿时立见消"；"行步艰难疾转加，太冲二穴效堪夸，更针三里中封穴，去病如同用手拿"；"水病之疾最难熬，腹满虚胀不肯消，先灸水分并水道，后针三里及阴交"；"忽然气喘攻胸膈，三里泻多须用心。"

《玉龙赋》："脚气连延，里绝三交"；"心悸虚烦刺三里"；"绝骨三里阴交，脚气宜此"；"阴交水分三里，蛊胀宜刺"；"欲调饱满之气逆，三里可胜"；"行步艰楚，刺三里中封太冲。"

《通玄指要赋》："三里却五劳之羸瘦，华佗言斯"；"冷痹肾败，取足阳明之土。"

《胜玉歌》："两膝无端肿如斗，膝眼三里艾当施。"

《席弘赋》："手足上下针三里，食癖气块凭此取"；"胃中有积刺璇玑，三里功多人不知"；"谁知天突治喉风，虚喘须寻三里中"；"气海专能治五淋，更针三里寻呼吸"；"耳内蝉鸣腰欲折，膝下明存三里穴，若能补泻五会间，且莫向人容易说"；"若针肩井须三里，不刺之时气未调"；"男子痃癖三里高"；"髋骨腿疼三里泻"；"倘若膀胱气未散，更宜三里穴中寻"；"腰留胯痛急必大，便于三里攻其隘，下针一泻三补之，气上攻噎只管在。"

《胜玉歌》："臂疼背痛针三里。"

《行针指要歌》："或针痰，先针中脘三里间。"

《马丹阳天星十二穴歌》："三里膝眼下，三寸两筋间，能通心腹胀，善治胃中寒，肠鸣并泄泻，腿肿膝胻酸，伤寒羸瘦损，气蛊及诸般，年过三旬后，针灸眼变宽，取穴当审的，八分三壮安。"

《回阳九针歌》："哑门劳宫三阴交，涌泉太溪中脘接，环跳三里合谷并，此是回阳九针穴。"

《千金十穴歌》："三里内庭穴，肚腹中妙诀。"

《杂病十一穴歌》："咽喉以下至于脐，胃脘之中百病危，心气痛时胸结硬，伤寒呕哕闷涎随，列缺下针三分许，三分针泻到风池，二指三间并三里，中冲还刺五分依"；"膝痛二寸针犊鼻，三里阴交要七次，但能仔细寻其理，劫病之功在片时”；“腿胯腰疼痞气攻，髋骨穴内七分穷，更针风市兼三里，一寸三分补泻同”；“风池手足指诸间，右痪偏风左曰瘫，各刺五分随后泻，更灸七壮便身安，三里阴交行气泻，一寸三分量病看，每穴又加三七壮，自然瘫痪即时安”；“四肢无力中邪风，眼涩难开百病攻，精神昏倦多不语，风池合谷用针通，两手三间随后泻，三里兼之与太冲，各入五分于穴内，迎随得法有奇功”；“汗出难来刺腕骨，五分针泻要君知，鱼际经渠并通里，一分针泻汗淋漓，二指三间及三里，大指各刺五分宜，汗至如若通遍体，有人明此是良医。”

《灵光赋》：“治气上壅足三里”；“阴跷阳跷两踝边，脚气四穴先寻取，阴阳陵泉亦主之，阴跷阳跷与三里，诸穴一般治脚气，在腰玄机宜正取。”

《长桑君天星秘诀歌》：“若是胃中停宿食，后寻三里起璇玑”；“耳鸣腰痛先五会，次针耳门三里内”；“牙疼头痛兼喉痹，先刺二间后三里”；“脚气酸疼肩井先，次寻三里阳陵泉。”

《杂病穴法歌》：“泄泻肚腹诸般疾，三里内庭功无比”；“霍乱中脘可入深，三里内庭泻几许”；“痢疾合谷三里宜，甚者必须兼中膂”；“大便虚秘补支沟，泻足三里效可拟”；“内伤食积针三里，璇玑相应块亦消”；“水肿水分与复溜，胀满中脘三里揣”；“喘急列缺足三里，呕噎阴交不可饶”；“小便不通阴陵泉，三里泻下溺如注”；

“妇人通经泻合谷，三里至阴催孕妊”；“腰连腿疼腕骨升，三里降下随拜跪”；“脚膝诸痛羡行间，三里申脉金门侈”；“冷风湿痹针环跳，阳陵三里烧针尾。”

《针灸歌》：“五劳羸瘦求三里”；“脾虚腹胀身浮肿，大都三里艾宜燃”；“脚气三里及风市。”

“条口”穴主病

《长桑君天星秘诀歌》：“足缓难行先绝骨，次寻条口及冲阳。”

《杂病穴法歌》：“两足难移先悬钟，条口后针能步履。”

“丰隆”穴主病

《百症赋》：“强间丰隆之际，头痛难禁。”

《玉龙歌》：“伤风不解嗽频频，久不医时劳便成，咳嗽须针肺俞穴，痰多宜向丰隆寻”；“痰多须向丰隆泻，气喘丹田亦可施。”

《玉龙赋》：“丰隆肺俞，痰嗽称奇”；“涌泉关元丰隆，为治尸劳之例。”

《肘后歌》：“哮喘发来寝不得，丰隆刺入三分深。”

“解溪”穴主病

《百症赋》：“惊悸怔忡，取阳交解溪勿误。”

《玉龙歌》：“脚背疼起丘墟穴，斜针出血即时轻，解溪再与商丘识，补泻行针要辨明。”

《玉龙赋》：“商丘解溪丘墟，脚痛堪追。”

“冲阳”穴主病

《长桑君天星秘诀歌》：“足缓难行先绝骨，次寻条口及冲阳。”

“陷谷”穴主病

《百症赋》：“腹中肠鸣，下脘陷谷能平。”

“内庭”穴主病

《玉龙歌》：“小腹胀满气攻心，内庭二穴要先针。”

《玉龙赋》：“内庭临泣，理小腹之䐜。”

《马丹阳天星十二穴歌》：“内庭次趾外，本属足阳明，能治四肢厥，善静恶闻声，瘾疹咽喉痛，数欠及牙疼，疟疾不能食，针着便惺惺。”

《通玄指要赋》：“腹膨而胀，夺内庭以休迟。”

《千金十穴歌》：“三里内庭穴，肚腹中妙诀。”

《长桑君天星秘诀歌》：“寒疟面肿及肠鸣，先取合谷后内庭。”

《杂病穴法歌》：“泄泻肚腹诸般疾，三里内庭功无比”；“霍乱中脘可入深，三里内庭泻几许”；“两足酸麻补太溪，仆参内庭盘跟楚”；“伤寒流注分手足，太冲内庭可浮沉。”

“厉兑”穴主病

《百症赋》：“梦魇不宁，厉兑相谐于隐白。”

4. 足太阴脾经经穴主病

“隐白”穴主病

《百症赋》：“梦魇不宁，厉兑相谐于隐白。”

《杂病穴法歌》：“尸厥百会一穴美，更针隐白效昭昭。”

《孙真人十三鬼穴歌》：“三针足大指甲下，名曰鬼垒入二分。”

《徐秋夫鬼病十三穴歌》：“人中神庭风府始，舌缝承浆颊车次，少商大陵间使连，乳中阳陵泉有据，隐白行间不可差，十三穴是秋夫置。”

“大都”穴主病

《百症赋》：“热病汗不出，大都更接于经渠。”

《席弘赋》：“气滞腰疼不能立，横骨大都宜救急。”

《肘后歌》：“腰腿疼痛十年春，应针不了便惺惺，大都引气探根本，服药寻方枉费金。”

《杂病十一穴歌》：“牙疼三分针吕细，齿痛依前指上明，更推大都左之右，交互相迎仔细迎”；“头风头痛与牙疼，合谷三间两穴寻，更向大都针眼痛，太渊穴内用针行”；“攒竹丝竹主头疼，偏正皆宜向此针，更去大都徐泻动，风池针刺三分深，曲池合谷先针泻，永与除疴病不侵。”

《针灸歌》：“脾虚腹胀身浮肿，大都三里艾宜燃。”

“太白”穴主病

《通玄指要赋》：“太白宣导于气冲。”

《针灸歌》：“宣导气冲与太白。”

“公孙”穴主病

《胜玉歌》：“脾心痛急寻公孙。”

《席弘赋》：“肚疼须是公孙妙，内关相应必然瘳。”

《标幽赋》：“脾冷胃疼，泻公孙而立愈。”

《八脉八穴治症歌》：“九种心疼延闷，结胸翻胃难停，酒食积聚胃肠鸣，水食气疾膈病。脐痛腹疼胁胀，肠风疟疾心疼，胎衣不下血迷心，泄泻公孙立应。”

《兰江赋》：“胸中之病内关担，脐下公孙用法拦”；“四日太阴宜细辨，公孙照海一同行，再用内关施截法，七日期门妙用针，但治伤寒皆用泻，要知素问坦然明。”

《杂病穴法歌》：“胁痛只须阳陵泉，腹痛公孙内关尔。”

《针灸歌》：“脾胃疼痛泻公孙，胸腹痛满内关分。”

《八法手诀歌》：“临泣公孙肠中病，脊头腰背申脉攻。”

“商丘”穴主病

《百症赋》：“商丘痔瘤而最良。”

《玉龙歌》：“脚背疼起丘墟穴，斜针出血即时轻，解溪再与商丘识，补泻行针要辨明。”

《玉龙赋》：“商丘解溪丘墟，脚痛堪追。”

《胜玉歌》：“脚背痛时商丘刺。”

“三阴交”穴主病

《百症赋》：“针三阴与气海，专司白浊久遗精。”

《玉龙歌》：“寒湿脚气不可熬，先针三里及阴交，再将绝骨穴兼刺，肿痛顿时立见消”；“水病之疾最难熬，腹满虚胀不肯消，先灸水分并水道，后针三里及阴交。”

《玉龙赋》：“脚气连延，里绝三交”；“绝骨三里阴交，脚气宜此。”

《胜玉歌》：“阴交针入下胎衣。”

《通玄指要赋》：“文伯泻死胎于阴交，应针而陨。”

《席弘赋》：“冷嗽先宜补合谷，却须针泻三阴交”；

“脚痛膝肿针三里，悬钟二陵三阴交”；“咽喉最急先百会，太冲照海及阴交”；“小腹气撮痛连脐，速泻阴交莫在迟，良久涌泉针取气，此中玄妙少人知”；“若是七疝小腹痛，照海阴交曲泉针，又不应时求气海，关元同泻效如神。”

《回阳九针歌》：“哑门劳宫三阴交，涌泉太溪中脘接，环跳三里合谷并，此是回阳九针穴。”

《杂病穴法歌》：“脾病气血先合谷，后刺三阴针用烧”；“舌裂出血寻内关，太冲阴交走上部”；“二陵二跷与二交，头项手足互相与”；“冷嗽只宜补合谷，三阴交泻即时住”；“喘急列缺足三里，呕噎阴交不可饶”；“死胎阴交不可缓，胞衣照海内关寻。”

《杂病十一穴歌》：“膝痛二寸针犊鼻，三里阴交要七次，但能仔细寻其理，劫病之功在片时”；“腿胯腰疼痞气攻，髋骨穴内七分穷，更针风市兼三里，一寸三分补泻同，又去阴交泻一寸，行间仍刺五分中，刚柔进退随呼吸，去疾除疴捻指功”；“风池手足指诸间，右痪偏风左曰瘫，各刺五分随后泻，更灸七壮便身安，三里阴交行气泻，一寸三分量病看，每穴又加三七壮，自然瘫痪即时安。”

《长桑君天星秘诀歌》：“脾病血气先合谷，后刺三阴交莫迟”；“胸膈痞满先阴交，针到承山饮食喜。”

《针灸歌》：“足疼足弱步难履，委中更有三阴交”；“三阴交中死胎下。”

《禁针穴歌》：“孕妇不宜针合谷，三阴交内亦通论。”

“地机”穴主病

《百症赋》：“妇人经事改常，自有地机血海。”

“阴陵泉”穴主病

《百症赋》：“阴陵水分，去水肿之脐盈。”

《玉龙歌》：“膝盖红肿鹤膝风，阳陵二穴亦堪攻，阴陵针透尤收效，红肿全消见异功。”

《玉龙赋》：“阴陵阳陵，除膝肿之难熬。”

《通玄指要赋》：“阴陵开通于水道。”

《席弘赋》：“阴陵泉治心胸满，针到承山饮食思”；“脚痛膝肿针三里，悬钟二陵三阴交。”

《灵光赋》：“阴跷阳跷两踝边，脚气四穴先寻取，阴阳陵泉亦主之，阴跷阳跷与三里，诸穴一般治脚气，在腰玄机宜正取。”

《长桑君天星秘诀歌》：“如是小肠连脐痛，先刺阴陵后涌泉。”

《杂病穴法歌》：“二陵二跻与二交，头项手足互相与”；“心胸痞满阴陵泉，针到承山饮食美”；“小便不通阴陵泉，三里泻下溺如注。”

《针灸歌》：“宣导气冲与太白，开通水道阴陵边。”

“血海”穴主病

《百症赋》：“妇人经事改常，自有地机血海”；“痃癖兮，冲门血海强。”

《胜玉歌》：“热疮臁内年年发，血海寻来可治之。”

《灵光赋》：“气海血海疗五淋。”

《杂病穴法歌》：“五淋血海通男妇。”

“冲门”穴主病

《百症赋》：“带下产崩，冲门气冲宜审”；“痃癖分，冲门血海强。”

“大横”穴主病

《百症赋》：“反张悲哭，仗天冲大横须精。”

5. 手少阴心经经穴主病

“少海”穴主病

《百症赋》：“两臂顽麻，少海就傍于三里。”

《胜玉歌》：“瘰疬少海天井边。”

《席弘赋》：“心疼手颤少海间，若要除根觅阴市。”

《灵光赋》：“心疼手颤针少海。”

《杂病穴法歌》：“心痛手战少海求，若要除根阴市睹。”

“灵道”穴主病

《肘后歌》：“骨寒髓冷火来烧，灵道妙穴分明记。”

“通里”穴主病

《玉龙歌》：“连日虚烦面赤妆，心中惊悸亦难当，若将通里穴寻得，一用金针体便康。”

《玉龙赋》：“百劳止虚汗，通里疗心惊而即瘥。”

《百症赋》：“倦言嗜卧，往通里大钟而明。”

《马丹阳天星十二穴歌》：“通里腕侧后，去腕一寸中，欲言声不出，懊恼及怔忡，实则四肢重，头腮面颊红，虚则不能食，暴瘖面无容，毫针微微刺，方信有神功。”

《杂病十一穴歌》：“汗出难来刺腕骨，五分针泻要君知，鱼际经渠并通里，一分针泻汗淋漓。”

《长桑君天星秘诀歌》：“伤寒过经不出汗，期门通里先后看。”

“阴郄”穴主病

《百症赋》：“寒栗恶寒，二间疏通阴郄暗”；“阴郄后溪，治盗汗之多出。”

《针灸歌》：“阴郄盗汗却堪闻。”

“神门”穴主病

《百症赋》：“发狂奔走，上脘同起于神门。”

《玉龙歌》：“痴呆之症不堪亲，不识尊卑枉骂人，神门独治痴呆病，转手骨开得穴真。”

《玉龙赋》：“神门治呆痴笑咷。”

《通玄指要赋》：“神门去心性之呆痴。”

《胜玉歌》：“后溪鸠尾及神门，治疗五痫立便痊。”

《杂病穴法歌》：“神门专治心痴呆，人中间使祛癫妖。”

《针灸歌》：“痴呆只向神门许。”

“少府”穴主病

《肘后歌》：“心胸有病少府泻。”

《杂病十一穴歌》：“肩背并和肩膊疼，曲池合谷七分深，未愈尺泽加一寸，更于三间次第行，各入七分于穴内，少风二府刺心经。”

“少冲”穴主病

《百症赋》：“发热仗少冲曲池之津。”

《玉龙歌》：“胆寒心虚病如何，少冲二穴功最多，刺入三分不着艾，金针用后自平和。”

《玉龙赋》：“心虚热壅，少冲明于济夺。”

6.手太阳小肠经经穴主病

“少泽”穴主病

《玉龙歌》：“妇人吹乳痛难消，吐血风痰稠似胶，少泽穴内明补泻，应时神效气能调。”

《玉龙赋》：“妇人乳肿，少泽与太阳之可推。”

《百症赋》：“攀睛攻少泽肝俞之所。”

《灵光赋》：“少泽应除心下寒。”

《杂病穴法歌》：“心痛翻胃刺劳宫，寒者少泽细手指。”

“后溪”穴主病

《百症赋》：“后溪环跳，腿疼刺而即轻”；“治疸消黄，谐后溪劳宫而看”；“阴郄后溪，治盗汗之多出。”

《玉龙歌》：“时行疟疾最难禁，穴法由来未审明，若把后溪穴寻得，多加艾火即时轻。”

《玉龙赋》：“时疫痎疟寻后溪。”

《通玄指要赋》：“头项痛，拟后溪以安然”；“痫发癫狂兮，凭后溪而疗理。”

《胜玉歌》：“后溪鸠尾及神门，治疗五痫立便痊。”

《肘后歌》：“胁肋腿痛后溪妙。”

《八脉八穴治症歌》：“手足拘挛战掉，中风不语痫癫，头疼眼肿泪涟涟，腿膝背腰痛遍。项强伤寒不解，牙齿腮肿喉咽，手麻足麻破伤牵，盗汗后溪先砭。”

《千金十穴歌》：“胸项如有痛，后溪并列缺。”

《兰江赋》：“后溪专治督脉病，癫狂此穴治还轻。”

《针灸歌》：“头强项硬刺后溪，欲知秘诀谁堪侣”；“癫痫后溪疟间使。”

《八法手诀歌》：“后溪前上外肩背，列缺针时脉气通。”

“腕骨”穴主病

《玉龙歌》：“腕中无力痛艰难，握物难移体不安，腕骨一针虽见效，莫将补泻等闲看”；“脾家之症有多般，致成翻胃吐食难，黄疸亦须寻腕骨，金针必定夺中脘。”

《玉龙赋》：“腕骨疗手腕之难移”；“脾虚黄疸，腕骨中脘何疑。”

《通玄指要赋》：“固知腕骨祛黄，然骨泻肾。”

《杂病穴法歌》：“腰连腿疼腕骨升，三里降下随拜跪。”

《杂病十一穴歌》：“汗出难来刺腕骨，五分针泻要君知，鱼际经渠并通里，一分针泻汗淋漓。”

《针灸歌》：“臂疼手痛手三里，腕骨肘髎与中渚”；“怯黄偏在腕骨中。”

“阳谷”穴主病

《百症赋》：“阳谷侠溪，颔肿口噤并治。”

“养老”穴主病

《百症赋》：“目觉𥆧𥆧，急取养老天柱。”

《针灸歌》：“肩如反弓臂如折，曲池养老并肩髃。”

“支正”穴主病

《百症赋》：“目眩兮，支正飞扬。”

“小海（太阳经）”穴主病

《百症赋》：“小便赤涩，兑端独泻太阳经。”

“颧髎”穴主病

《百症赋》：“目眴兮颧髎大迎。”

“听宫”穴主病

《百症赋》：“听宫脾俞，祛残心下之悲凄。”

《杂病十一穴歌》：“听会兼之与听宫，七分针泻耳中聋，耳门又泻三分许，更加七壮灸听宫。”

7.足太阳膀胱经经穴主病

“睛明”穴主病

《百症赋》：“观其雀目肝气，睛明行间而细推。”

《玉龙歌》：“两眼红肿痛难熬，怕日羞明心自焦，只刺睛明鱼尾穴，太阳出血自然消。”

《玉龙赋》：“睛明太阳鱼尾，目症凭兹。”

《席弘赋》：“睛明治眼未效时，合谷光明安可缺。”

《灵光赋》：“睛明治眼胬肉攀。”

“攒竹”穴主病

《百症赋》：“目中漠漠，即寻攒竹三间。”

《玉龙歌》：“眉间疼痛苦难当，攒竹沿皮刺不妨，若是眼昏皆可治，更针头维即安康。”

《玉龙赋》：“攒竹头维，治目疼头痛。”

《通玄指要赋》："脑昏目赤，泻攒竹以便宜。"

《胜玉歌》："目内红痛苦皱眉，丝竹攒竹亦堪医。"

《杂病十一穴歌》："攒竹丝竹主头疼，偏正皆宜向此针。"

《针灸歌》："眼昏目赤攒竹穿"；"偏头风痛泻攒竹。"

"通天"穴主病

《百症赋》："通天去鼻内无闻之苦。"

"玉枕"穴主病

《百症赋》："囟会连于玉枕，头风疗以金针。"

"天柱"穴主病

《百症赋》："项强多恶风，束骨相连于天柱"；"目觉𥉂𥉂，急取养老天柱。"

《针灸歌》："项强天井及天柱"；"巨骨更取穴譩譆，肩背痛兼灸天柱。"

"大杼"穴主病

《胜玉歌》："五疟寒多热更多，间使大杼真妙穴。"

《席弘赋》："大杼若连长强寻，小肠气痛即行针。"

《肘后歌》："风痹痿厥如何治？大杼曲泉真是妙。"

《针灸歌》："风劳气嗽久未痊，第一椎下灸两边。"

"风门"穴主病

《玉龙歌》："腠理不密咳嗽频，鼻流清涕气昏沉，须知喷嚏风门穴，咳嗽宜加艾火深。"

《玉龙赋》："风门主伤冒寒邪之嗽。"

《行针指要歌》：“或针嗽，风门肺俞须用灸。”

“肺俞”穴主病

《百症赋》：“岁热时行，陶道复求肺俞理”；“咳嗽连声，肺俞须迎天突穴。”

《玉龙歌》：“伤风不解嗽频频，久不医时劳便成，咳嗽须针肺俞穴，痰多宜向丰隆寻。”

《玉龙赋》：“丰隆肺俞，痰嗽称奇。”

《胜玉歌》：“若是痰涎并咳嗽，治却须当灸肺俞。”

《行针指要歌》：“或针嗽，风门肺俞须用灸。”

《针灸歌》：“肺俞魄户疗肺痿。”

“心俞”穴主病

《百症赋》：“风痫常发，神道还须心俞宁。”

《玉龙歌》：“胆寒由是怕惊心，遗精白浊实难禁，夜梦鬼交心俞治，白环俞治一般针。”

《玉龙赋》：“心俞肾俞，治腰肾虚乏之梦遗。”

《胜玉歌》：“遗精白浊心俞治。”

《席弘赋》：“妇人心痛心俞穴。”

“膈俞”穴主病

《针灸歌》：“呕吐当先求膈俞。”

“肝俞”穴主病

《百症赋》：“攀睛攻少泽肝俞之所。”

《玉龙歌》：“肝家血少目昏花，宜补肝俞力便加，更把三里频泻动，还光益血自无差。”

《玉龙赋》：“目昏血溢，肝俞辨其实虚。”

《胜玉歌》：“肝血盛兮肝俞泻。”

《针灸歌》："胁痛肝俞目翳除"；"眼胸肝俞及命门。"

"胆俞"穴主病

《百症赋》："目黄兮，阳纲胆俞。"

"脾俞"穴主病

《百症赋》："脾虚谷以不消，脾俞、膀胱俞觅"；"听宫脾俞，祛残心下之悲凄。"

《针灸歌》："疟灸脾俞寒热退。"

"胃俞"穴主病

《百症赋》："胃冷食而难化，魂门胃俞堪责。"

"三焦俞"穴主病

《针灸歌》："赤白痢下中膂取，背脊三焦最宜主。"

"肾俞"穴主病

《百症赋》："胸膈停留瘀血，肾俞巨髎宜征。"

《玉龙歌》："肾弱腰疼不可当，施为行止甚非常，若知肾俞二穴处，艾火频加体自康"；"肾败腰虚小便频，夜间起止苦劳神，命门若得金针助，肾俞艾灸起邅迍。"

《玉龙赋》："老者便多，命门兼肾俞而着艾"；"心俞肾俞，治腰肾虚乏之梦遗。"

《席弘赋》："更有三间肾俞妙，善除肩背消风劳。"

《通玄指要赋》："肾俞把腰疼而泻尽。"

《胜玉歌》："肾败腰疼小便频，督脉两旁肾俞除。"

《针灸歌》："委中肾俞治腰行"；"两足冷痹肾俞拟。"

“大肠俞”穴主病

《灵光赋》：“大小肠俞大小便。”

“小肠俞”穴主病

《灵光赋》：“大小肠俞大小便。”

《针灸歌》：“赤白带下小肠俞，咳逆期门中指长。”

“膀胱俞”穴主病

《百症赋》：“脾虚谷以不消，脾俞膀胱俞觅。”

《针灸歌》：“瘕聚膀胱即莫抛。”

“中膂俞”穴主病

《杂病穴法歌》：“痢疾合谷三里宜，甚者必须兼中膂。”

《针灸歌》：“赤白痢下中膂取。”

“白环俞”穴主病

《玉龙歌》：“胆寒由是怕惊心，遗精白浊实难禁，夜梦鬼交心俞治，白环俞治一般针。”

《百症赋》：“背连腰痛，白环委中曾经。”

“中髎（中空）”穴主病

《胜玉歌》：“小肠气痛归来治，腰痛中空穴最奇。”

《针灸歌》：“女人经候不匀调，中极气海与中髎。”

“下髎”穴主病

《百症赋》：“湿寒湿热下髎定。”

“魄户”穴主病

《百症赋》：“痨瘵传尸，趋魄户膏肓之路。”

《标幽赋》：“体热劳嗽而泻魄户。”

《针灸歌》：“肺俞魄户疗肺痿”；“劳嗽应须泻魄

户。”

“膏肓俞”穴主病

《百症赋》：“痨瘵传尸，趋魄户膏肓之路。”

《玉龙歌》：“膏肓二穴治病强，此穴原来难度量，斯穴禁针多着艾，二十一壮亦无妨。”

《玉龙赋》：“膏肓补虚劳。”

《行针指要歌》：“或针劳，须向膏肓及百劳。”

《灵光赋》：“膏肓岂止治百病，灸得玄功病须愈。”

《针灸歌》：“膏肓二穴不易求，虚惫失精并上气。”

“譩譆”主病

《针灸歌》：“巨骨更取穴譩譆，肩背痛兼灸天柱。”

“魂门”穴主病

《百症赋》：“胃冷食而难化，魂门胃俞堪责。”

《标幽赋》：“筋挛骨痛而补魂门。”

《针灸歌》：“筋挛骨痛销魂门。”

“阳纲”穴主病

《百症赋》：“目黄兮，阳纲胆俞。”

“意舍”穴主病

《百症赋》：“胸满更加噎塞，中府意舍所行。”

《针灸歌》：“泄泻注下取脐内，意舍消渴诚非虚。”

“委阳”穴主病

《百症赋》：“委阳天池，腋肿针而速散。”

“委中”穴主病

《四总穴歌》：“肚腹三里留，腰背委中求，头项寻列缺，面口合谷收。”

《百症赋》："背连腰痛，白环委中曾经。"

《玉龙歌》："强痛脊背泻人中，挫闪腰酸亦可攻，更有委中之一穴，腰间诸疾任君攻"；"环跳能治腿股风，居髎二穴认真攻，委中毒血更出尽，愈见医科神圣功。"

《玉龙赋》："人中委中，除腰脊痛闪之难制"；"腿风湿痛，居髎兼环跳于委中。"

《通玄指要赋》："腰脚疼，在委中而已矣。"

《胜玉歌》："委中驱疗脚风缠。"

《行针指要歌》："或针虚，气海丹田委中奇。"

《席弘赋》："委中专治腰间痛"；"委中腰痛脚挛急，取得其经血自调。"

《肘后歌》："腰软如何去得根，神妙委中立见效。"

《马丹阳天星十二穴歌》："委中曲瞅里，横纹脉中央，腰痛不能举，沉沉引脊梁，酸疼筋莫展，风痹复无常，膝头难伸屈，针入即安康。"

《千金十穴歌》："腰背痛相连，委中昆仑穴。"

《灵光赋》："五般腰痛委中安。"

《杂病穴法歌》："腰痛环跳委中神，若连背痛昆仑武。"

《针灸歌》："腰痛昆仑曲瞅里"；"足疼足弱步难履，委中更有三阴交"；"委中肾俞治腰行。"

"合阳"穴主病

《百症赋》："女子少气漏血，不无交信合阳。"

"承山"穴主病

《百症赋》："刺长强与承山，善主肠风新下血。"

《玉龙歌》："九般痔漏最伤人，必刺承山效若神，更有长强一穴是，呻吟大痛穴为真。"

《玉龙赋》："长强承山，灸痔最妙。"

《通玄指要赋》："筋转而疼，泻承山而在早。"

《胜玉歌》："两股转筋承山刺。"

《席弘赋》："转筋目眩针鱼腹，承山昆仑立便消"；"阴陵泉治心胸满，针到承山饮食思。"

《肘后歌》："五痔原因热血作，承山须下病无踪"；"打扑伤损破伤风，先于痛处下针攻，后向承山立作效，甄权留下意无穷。"

《马丹阳天星十二穴歌》："承山名鱼腹，腨肠分肉间，善治腰疼痛，痔疾大便难，脚气并膝肿，辗转战疼酸，霍乱及转筋，穴中刺便安。"

《灵光赋》："承山筋转并久痔。"

《长桑君天星秘诀歌》："脚若转筋并眼花，先针承山次内踝"；"胸膈痞满先阴交，针到承山饮食喜。"

《杂病穴法歌》："脚若转筋眼发花，然谷承山法自古"；"心胸痞满阴陵泉，针到承山饮食美。"

《针灸歌》："转筋速灸承山上"；"转筋却向承山先。"

"飞扬"穴主病

《百症赋》："目眩兮，支正飞扬。"

《针灸歌》："历节痛风两处穴，飞扬绝骨可安痊"；"醉饱俱伤面目黄，但灸飞扬及库房。"

“跗阳（付阳）”穴主病

《针灸歌》：“风拄地痛足髃疼，京历付阳与仆参。”

“昆仑”穴主病

《玉龙歌》：“肿红腿足草鞋风，须把昆仑二穴攻，申脉太溪如再刺，神医妙诀起疲癃。”

《玉龙赋》：“太溪昆仑申脉，最疗足肿之迍。”

《通玄指要赋》：“脚腕痛，昆仑解愈。”

《胜玉歌》：“踝跟骨痛灸昆仑，更有绝骨共丘墟。”

《席弘赋》：“转筋目眩针鱼腹，承山昆仑立便消。”

《肘后歌》：“脚膝经年痛不休，内外踝边用意求，穴号昆仑并吕细，应时消散即时瘳。”

《马丹阳天星十二穴歌》：“昆仑足外踝，跟骨上边寻，转筋腰尻痛，暴喘满冲心，举步行不得，一动即呻吟，若欲求安乐，须于此穴针。”

《千金十穴歌》：“腰背痛相连，委中昆仑穴。”

《灵光赋》：“住喘却痛昆仑愈。”

《杂病穴法歌》：“腰痛环跳委中神，若连背痛昆仑武。”

《针灸歌》：“腰痛昆仑曲瞅里”；“脚腕痛时昆仑取。”

“仆参”穴主病

《灵光赋》：“后跟痛在仆参求。”

《杂病穴法歌》：“两足酸麻补太溪，仆参内庭盘跟楚。”

《针灸歌》：“风拄地痛足髃疼，京历付阳与仆参。”

“申脉(阳跷)”穴主病

《玉龙歌》：“肿红腿足草鞋风，须把昆仑二穴攻，申脉太溪如再刺，神医妙诀起疲癃。”

《玉龙赋》：“太溪昆仑申脉，最疗足肿之迍。”

《孙真人十三鬼穴歌》：“五针申脉名鬼路，火针三下七锃锃。”

《补泻雪心歌》：“脊头腰背申脉攻。”

《标幽赋》：“头风头痛，刺申脉与金门。”

《八脉八穴治症歌》：“腰背屈强腿肿，恶风自汗头疼，雷头赤目痛眉棱，手足麻挛臂冷。吹乳耳聋鼻衄，痫癫肢节烦憎，遍身肿满汗头淋，申脉先针有应。”

《兰江赋》：“申脉能除寒与热，头风偏正及心惊，耳鸣鼻衄胸中满，好把金针此穴寻，但遇痒麻虚即补，如逢疼痛泻而迎，更有伤寒真妙诀，三阴须要刺阳经。”

《灵光赋》：“阴跷阳跷两踝边，脚气四穴先寻取，阴阳陵泉亦主之，阴跷阳跷与三里，诸穴一般治脚气，在腰玄机宜正取。”

《杂病穴法歌》：“头风目眩项捩强，申脉金门手三里”；“脚膝诸痛羡行间，三里申脉金门侈”；“二陵二跷与二交，头项手足互相与。”

《八法手诀歌》：“临泣公孙肠中病，脊头腰背申脉攻。”

“金门”穴主病

《百症赋》：“转筋兮，金门丘墟来医。”

《席弘赋》：“但患伤寒两耳聋，金门听会疾如风。”

《肘后歌》："疟疾寒热真可畏，须知虚实可用意，间使宜透支沟中，大椎七壮合圣治；连日频频发不休，金门刺深七分是。"

《标幽赋》："头风头痛，刺申脉与金门。"

《杂病穴法歌》："头风目眩项捩强，申脉金门手三里"；"耳聋临泣与金门，合谷针后听人语"；"脚膝诸痛羡行间，三里申脉金门侈。"

"京骨(京历)"穴主病

《针灸歌》："风拄地痛足髃疼，京历付阳与仆参。"

"束骨"穴主病

《百症赋》："项强多恶风，束骨相连于天柱。"

"至阴"穴主病

《百症赋》："至阴屏翳，疗痒疾之疼多。"

《席弘赋》："脚膝肿时寻至阴。"

《肘后歌》："头面之疾针至阴。"

《杂病穴法歌》："妇人通经泻合谷，三里至阴催孕妊"；"横逆难产灸奇穴，妇人右脚小指尖。炷如小麦灸三壮，下火立产效通仙。"

8.足少阴肾经经穴主病

"涌泉"穴主病

《百症赋》："厥寒厥热涌泉清"；"行间涌泉，主消渴之肾竭。"

《玉龙歌》："传中劳病最难医，涌泉出血免灾危。"

《玉龙赋》："涌泉关元丰隆，为治尸劳之例。"

《通玄指要赋》："胸结身黄，取涌泉而即可。"

《席弘赋》："鸠尾能治五般痫，若下涌泉人不死"；"小腹气撮痛连脐，速泻阴交莫在迟，良久涌泉针取气，此中玄妙少人知。"

《肘后歌》："顶心头痛眼不开，涌泉下针定安泰"；"伤寒痞气结胸中，两目昏黄汗不通，涌泉妙穴三分许，速使周身汗自通。"

《回阳九针歌》："哑门劳宫三阴交，涌泉太溪中脘接，环跳三里合谷并，此是回阳九针穴。"

《灵光赋》："足掌下去寻涌泉，此法千金莫妄传，此穴多治妇人疾，男蛊女孕两病痊。"

《长桑君天星秘诀歌》："如是小肠连脐痛，先刺阴陵后涌泉。"

《杂病穴法歌》："劳宫能治五般痫，更刺涌泉疾若挑"；"小儿惊风少商穴，人中涌泉泻莫深。"

《针灸歌》："涌泉无孕须怀子"；"胸结身黄在涌泉。"

"然谷（然骨）"穴主病

《百症赋》："脐风须然谷而易醒。"

《通玄指要赋》："固知腕骨祛黄，然骨泻肾。"

"太溪（吕细）"穴主病

《百症赋》："寒疟兮，商阳太溪验。"

《玉龙歌》："肿红腿足草鞋风，须把昆仑二穴攻，申脉太溪如再刺，神医妙诀起疲癃。"

《玉龙赋》：“太溪昆仑申脉，最疗足肿之迍。”

《通玄指要赋》：“牙齿痛吕细堪治。”

《肘后歌》：“脚膝经年痛不休，内外踝边用意求，穴号昆仑并吕细，应时消散即时瘳。”

《回阳九针歌》：“哑门劳宫三阴交，涌泉太溪中脘接，环跳三里合谷并，此是回阳九针穴。”

《杂病穴法歌》：“两足酸麻补太溪，仆参内庭盘跟楚。”

《杂病十一穴歌》：“牙疼三分针吕细，齿痛依前指上明，更推大都左之右，交互相迎仔细迎。”

《针灸歌》：“心如锥刺太溪上。”

“大钟”穴主病

《百症赋》：“倦言嗜卧，往通里大钟而明。”

《针灸歌》：“大钟一穴疗心痴，太冲腹痛须勤诵。”

“水泉”穴主病

《百症赋》：“月潮违限，天枢水泉细详。”

“照海(阴跷)”穴主病

《百症赋》：“大敦照海，患寒疝而善蠲。”

《玉龙歌》：“大便闭结不能通，照海分明在足中，更把支沟来泻动，方知妙穴有神功。”

《玉龙赋》：“照海支沟，通大便之秘。”

《玉龙赋》：“取内关于照海，医腹疾之块。”

《通玄指要赋》：“四肢之懈惰，凭照海以消除。”

《席弘赋》：“咽喉最急先百会，太冲照海及阴交”；

“若是七疝小腹痛，照海阴交曲泉针，又不应时求气海，关元同泻效如神。”

《标幽赋》：“必准者，取照海治喉中之闭塞。”

《八脉八穴治症歌》：“喉塞小便淋涩，膀胱气痛肠鸣，食黄酒积腹脐并，呕泻胃翻便紧。难产昏迷积块，肠风下血常频，膈中快气气痃侵，照海有功必定。”

《兰江赋》：“噤口咽风针照海，三棱出血刻时安”；“四日太阴宜细辨，公孙照海一同行，再用内关施截法，七日期门妙用针，但治伤寒皆用泻，要知素问坦然明。”

《灵光赋》：“阴跷阳跷两踝边，脚气四穴先寻取，阴阳陵泉亦主之，阴跷阳跷与三里，诸穴一般治脚气，在腰玄机宜正取。”

《长桑君天星秘诀歌》：“脚若转筋并眼花，先针承山次内踝。”

《杂病穴法歌》：“二陵二跷与二交，头项手足互相与”；“死胎阴交不可缓，胞衣照海内关寻。”

《针灸歌》：“人门挺露号产癀，阴跷脐心二穴主”；“阴中湿痒阴跷间，便疝大敦足大指”；“阴跷阳维治胎停，照海能于喉闭用。”

《八法手诀歌》：“照海咽喉并小腹，内关行处治心疼。”

“复溜”穴主病

《百症赋》：“复溜祛舌干口燥之悲。”

《玉龙歌》：“无汗伤寒泻复溜，汗多宜将合谷收，若然六脉皆微细，金针一补脉还浮。”

《玉龙赋》："要起六脉之沉匿，复溜称神"；"伤寒无汗，攻复溜宜泻；伤寒有汗，取合谷当随。"

《胜玉歌》："脚气复溜不须疑。"

《席弘赋》："复溜气滞便离腰。"

《肘后歌》："自汗发黄复溜凭。"

《肘后歌》："伤寒四肢厥逆冷，脉气无时仔细寻，神奇妙穴真有二，复溜半寸顺骨行"；"疟疾三日得一发，先寒后热无他语，寒多热少取复溜，热多寒少用间使。"

《兰江赋》："无汗更将合谷补，复溜穴泻好施针，倘若汗多流不绝，合谷收补效如神。"

《灵光赋》："复溜治肿如神医。"

《杂病穴法歌》："水肿水分与复溜，胀满中脘三里揣。"

《针灸歌》："复溜偏治五淋病。"

"交信"穴主病

《百症赋》："女子少气漏血，不无交信合阳。"

《肘后歌》："腰膝强痛交信凭。"

"阴谷"穴主病

《百症赋》："中邪霍乱，寻阴谷三里之程。"

《通玄指要赋》："连脐腹痛，泻足少阴之水。"

"横骨"穴主病

《百症赋》："肓俞横骨，泻五淋之久积。"

《席弘赋》："气滞腰疼不能立，横骨大都宜救急。"

"四满"穴主病

《针灸歌》：“妇人血气痛难禁，四满灸之效可许”；“两丸牵痛阴痿缩，四满中封要忖量。”

“肓俞”穴主病

《百症赋》：“肓俞横骨，泻五淋之久积。”

“石关”穴主病

《百症赋》：“无子搜阴交石关之乡。”

“幽门”穴主病

《百症赋》：“烦心呕吐，幽门开彻玉堂明。”

《针灸歌》：“气刺两乳中庭内，巨阙幽门更为最。”

“神藏”穴主病

《百症赋》：“胸满项强，神藏璇玑已试。”

“俞府”穴主病

《玉龙歌》：“吼喘之症嗽痰多，若用金针疾自和，俞府乳根一样刺，气喘风痰渐渐磨。”

《玉龙赋》：“乳根俞府，疗气嗽痰哮。”

9. 手厥阴心包经经穴主病

“天池”穴主病

《百症赋》：“委阳天池，腋肿针而速散。”

“曲泽”穴主病

《百症赋》：“少商曲泽，血虚口渴同施。”

“间使”穴主病

《百症赋》：“天鼎间使，失音嗫嚅而休迟。”

《玉龙歌》：“脾家之症最可怜，有寒有热两相煎，间使二穴针泻动，热泻寒补病俱痊。”

《玉龙赋》：“间使剿疟疾。”

《胜玉歌》：“五疟寒多热更多，间使大杼真妙穴。”

《通玄指要赋》：“疟生寒热兮，仗间使以扶持。”

《肘后歌》：“狂言盗汗如见鬼，惺惺间使便下针”；“疟疾寒热真可畏，须知虚实可用意，间使宜透支沟中，大椎七壮合圣治。”

《孙真人十三鬼穴歌》：“九针间使为鬼窟。”

《徐秋夫鬼病十三穴歌》：“人中神庭风府始，舌缝承浆颊车次，少商大陵间使连，乳中阳陵泉有据，隐白行间不可差，十三穴是秋夫置。”

《灵光赋》：“水沟间使治邪癫。”

《长桑君天星秘诀歌》：“如中鬼邪先间使。”

《杂病穴法歌》：“神门专治心痴呆，人中间使祛癫妖。”

《杂病十一穴歌》：“肘痛将针刺曲池，经渠合谷共相宜，五分针刺于二穴，疟病缠身便得离，未愈更加三间刺，五分深刺莫忧疑，又兼气痛憎寒热，间使行针莫用迟。”

《针灸歌》：“癫痫后溪疟间使。”

“内关”穴主病

《百症赋》：“建里内关，扫尽胸中之苦闷。”

《玉龙歌》：“腹中气块痛难当，穴法宜向内关访，八法有名阴维穴，腹中之疾永安康。”

《玉龙赋》：“取内关于照海，医腹疾之块。”

《标幽赋》：“胸满腹痛刺内关。”

《席弘赋》："肚疼须是公孙妙，内关相应必然瘳。"

《补泻雪心歌》："内关行处治心疼。"

《孙真人十三鬼穴歌》："四针掌后大陵穴，入针五分为鬼心。"

《八脉八穴治症歌》："中满心胸痞胀，肠鸣泄泻脱肛，食难下膈酒来伤，积块坚横胁抢。妇女胁疼心痛，结胸里急难当，伤寒不解结胸膛，疟疾内关独当。"

《兰江赋》："胸中之病内关担，脐下公孙用法拦"；"四日太阴宜细辨，公孙照海一同行，再用内关施截法，七日期门妙用针，但治伤寒皆用泻，要知素问坦然明。"

《杂病穴法歌》："一切内伤内关穴，痰火积块退烦潮"；"汗吐下法非有他，合谷内关阴交杵"；"舌裂出血寻内关，太冲阴交走上部"；"胁痛只须阳陵泉，腹痛公孙内关尔"；"死胎阴交不可缓，胞衣照海内关寻。"

《针灸歌》："脾胃疼痛泻公孙，胸腹痛满内关分。"

《八法手诀歌》："照海咽喉并小腹，内关行处治心疼。"

"大陵"穴主病

《玉龙歌》："心胸之病大陵泻，气攻胸腹一般针"；"腹中疼痛亦难当，大陵外关可消详"；"口臭之疾最可憎，劳心只为苦多情，大陵穴内人中泻，心得清凉气自平。"

《玉龙赋》："劳宫大陵，可疗心闷疮痍"；"大陵人中频泻，口气全除"；"肚痛秘结，大陵合外关于支沟。"

《胜玉歌》："心热口臭大陵驱。"

《通玄指要赋》："心胸病，求掌后之大陵。"

《徐秋夫鬼病十三穴歌》："人中神庭风府始，舌缝承浆颊车次，少商大陵间使连，乳中阳陵泉有据，隐白行间不可差，十三穴是秋夫置。"

《针灸歌》："心胸如病大陵将。"

"劳宫"穴主病

《百症赋》："治疸消黄，谐后溪劳宫而看。"

《玉龙歌》："劳宫穴在掌中寻，满手生疮痛不禁。"

《玉龙赋》："劳宫大陵，可疗心闷疮痍。"

《通玄指要赋》："劳宫退胃翻，心痛亦何疑。"

《回阳九针歌》："哑门劳宫三阴交，涌泉太溪中脘接，环跳三里合谷并，此是回阳九针穴。"

《灵光赋》："劳宫医得身劳倦。"

《杂病穴法歌》："劳宫能治五般痫，更刺涌泉疾若挑"；"心痛翻胃刺劳宫，寒者少泽细手指。"

《针灸歌》："心痛劳宫实堪治。"

"中冲"穴主病

《玉龙歌》："中风之症症非轻，中冲二穴可安宁，先补后泻如无应，再刺人中立便轻。"

《百症赋》："廉泉中冲，舌下肿疼堪取。"

《杂病十一穴歌》："咽喉以下至于脐，胃脘之中百病危，心气痛时胸结硬，伤寒呕哕闷涎随，列缺下针三分许，三分针泻到风池，二指三间并三里，中冲还刺五分依。"

10.手少阳三焦经经穴主病

“关冲”穴主病

《百症赋》：“哑门关冲，舌缓不语而要紧。”

《玉龙歌》：“三焦热气壅上焦，口苦舌干岂易调，针刺关冲出毒血，口生津液病俱消。”

《玉龙赋》：“壅热盛乎三焦，关冲最宜。”

“液门”穴主病

《百症赋》：“喉痛兮，液门鱼际去疗。”

《玉龙歌》：“手臂红肿连腕疼，液门穴内用针明。”

《玉龙赋》：“手臂红肿，中渚液门要辨。”

“中渚”穴主病

《玉龙歌》：“手臂红肿连腕疼，液门穴内用针明，更将一穴名中渚，多泻中间疾自轻。”

《玉龙赋》：“手臂红肿，中渚液门要辨。”

《胜玉歌》：“脾疼背痛中渚泻。”

《通玄指要赋》：“脊间心后者，针中渚而立痊。”

《席弘赋》：“久患伤寒肩背痛，但针中渚得其宜。”

《肘后歌》：“肩背诸疾中渚下。”

《灵光赋》：“五指不伸中渚取。”

《杂病穴法歌》：“手三里治肩连脐，脊间心后称中渚。”

《针灸歌》：“脊心如痛针中渚”；“臂疼手痛手三里，腕骨肘髎与中渚。”

“外关”穴主病

《玉龙歌》：“腹中疼痛亦难当，大陵外关可消详。”

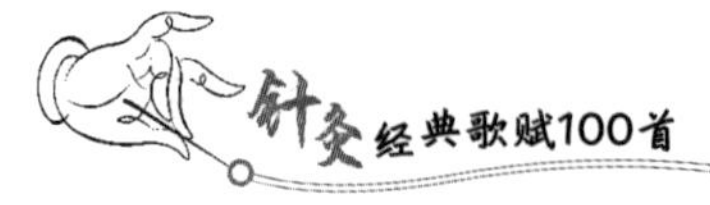

《八脉八穴治症歌》：“肢节肿疼膝冷，四肢不遂头风，背胯内外骨筋攻，头项眉棱皆痛。手足热麻盗汗，破伤眼肿睛红，伤寒自汗表烘烘，独会外关为重。”

《兰江赋》：“伤寒在表并头痛，外关泻动自然安。”

《杂病穴法歌》：“一切风寒暑湿邪，头疼发热外关起。”

“支沟(飞虎)”穴主病

《玉龙歌》：“若是胁疼并闭结，支沟奇妙效非常”；“大便闭结不能通，照海分明在足中，更把支沟来泻动，方知妙穴有神功。”

《玉龙赋》：“照海支沟，通大便之秘”；“肚痛秘结，大陵合外关于支沟。”

《胜玉歌》：“筋疼闭结支沟穴。”

《肘后歌》：“飞虎一穴通痞气，祛风引气使安宁”；“两足两胁满难伸，飞虎神针七分到”；“疟疾寒热真可畏，须知虚实可用意，间使宜透支沟中，大椎七壮合圣治。”

《标幽赋》：“胁疼肋痛针飞虎。”

《杂病穴法歌》：“大便虚秘补支沟，泻足三里效可拟。”

“天井”穴主病

《玉龙歌》：“如今瘾疹疾多般，好手医人治亦难，天井二穴多着艾，纵生瘰疬灸皆安。”

《玉龙赋》：“天井治瘰疬瘾疹。”

《胜玉歌》：“瘰疬少海天井边。”

《杂病穴法歌》："两井两商二三间，手上诸风得其所。"

《针灸歌》："项强天井及天柱。"

"清冷渊"穴主病

《胜玉歌》："眼痛须觅清冷渊。"

"翳风"穴主病

《百症赋》："耳聋气闭，全凭听会翳风。"

《玉龙歌》："耳聋气闭痛难言，须刺翳风穴始痊，亦治项上生瘰疬，下针泻动即安然。"

"颅息"穴主病

《百症赋》："痉病非颅息而不愈。"

"耳门"穴主病

《百症赋》："耳门丝竹空，住牙疼于顷刻。"

《杂病十一穴歌》："听会兼之与听宫，七分针泻耳中聋，耳门又泻三分许，更加七壮灸听宫。"

《长桑君天星秘诀歌》："耳鸣腰痛先五会，次针耳门三里内。"

"丝竹空"穴主病

《百症赋》："耳门丝竹空，住牙疼于顷刻。"

《玉龙歌》："偏正头风痛难医，丝竹金针亦可施，沿皮向后透率谷，一针两穴世间稀。"

《通玄指要赋》："丝竹疗头疼不忍。"

《胜玉歌》："目内红痛苦皱眉，丝竹攒竹亦堪医。"

《杂病十一穴歌》："攒竹丝竹主头疼，偏正皆宜向此针。”

11.足少阳胆经经穴主病

“听会”穴主病

《百症赋》：“耳中蝉噪有声，听会堪攻”；“耳聋气闭，全凭听会翳风。”

《玉龙歌》：“耳聋之症不闻声，痛痒蝉鸣不快情，红肿生疮须用泻，宜从听会用针行。”

《玉龙赋》：“耳聋腮肿，听会偏高。”

《通玄指要赋》：“耳闭须听会而治也。”

《胜玉歌》：“耳闭听会莫迟延。”

《席弘赋》：“耳聋气痞听会针，迎香穴泻功如神”；“但患伤寒两耳聋，金门听会疾如风。”

《杂病十一穴歌》：“听会兼之与听宫，七分针泻耳中聋，耳门又泻三分许，更加七壮灸听宫。”

《灵光赋》：“耳聋气闭听会间。”

《针灸歌》：“耳聋气闭听会中”；“耳闭听会眼合谷。”

“颔厌”穴主病

《百症赋》：“悬颅颔厌之中，偏头痛止。”

“悬颅”穴主病

《百症赋》：“悬颅颔厌之中，偏头痛止。”

“曲鬓”穴主病

《针灸歌》：“中风瘫痪经年月，曲鬓七处艾且热。”

“率谷”穴主病

《玉龙歌》：“偏正头风痛难医，丝竹金针亦可施，沿皮向后透率谷，一针两穴世间稀。”

“天冲”穴主病

《百症赋》：“反张悲哭，仗天冲大横须精。”

“浮白”穴主病

《百症赋》：“瘿气须求浮白。”

“本神”穴主病

《百症赋》：“癫疾必身柱本神之令。”

“头临泣”穴主病

《百症赋》：“泪出刺临泣头维之处。”

《通玄指要赋》：“眵蔑冷泪，临泣尤准。”

《兰江赋》：“眼目之症诸疾苦，更须临泣用针担。”

《杂病穴法歌》：“耳聋临泣与金门，合谷针后听人语”；“牙风面肿颊车神，合谷临泣泻不数。”

《针灸歌》：“迎风冷泪在临泣。”

“风池”穴主病

《玉龙歌》：“偏正头风有两般，有无痰饮细推观，若然痰饮风池刺，倘无痰饮合谷安。”

《玉龙赋》：“风池绝骨，而疗乎伛偻。”

《胜玉歌》：“头风头痛灸风池。”

《通玄指要赋》：“头晕目眩，要觅于风池。”

《席弘赋》：“风府风池寻得到，伤寒百病一时消。”

《杂病十一穴歌》：“风池手足指诸间，右痪偏风左曰瘫，各刺五分随后泻，更灸七壮便身安”；“四肢无力中邪风，眼涩难开百病攻，精神昏倦多不语，风池合谷用针通”；

“咽喉以下至于脐，胃脘之中百病危，心气痛时胸结硬，伤寒呕哕闷涎随，列缺下针三分许，三分针泻到风池，二指三间并三里，中冲还刺五分依。”

《针灸歌》：“风伤项急风府寻，头眩风池吾语汝。”

“肩井”穴主病

《百症赋》：“肩井乳痈而极效。”

《玉龙歌》：“急疼两臂气攻胸，肩井分明穴可攻，此穴原来真气聚，补多泻少应其中。”

《玉龙赋》：“肩井除臂痛如拿。”

《通玄指要赋》：“肩井除两臂难任。”

《胜玉歌》：“髀疼要针肩井穴。”

《席弘赋》：“若针肩井须三里，不刺之时气未调。”

《禁针穴歌》：“肩井深时人闷倒，三里急补人还原。”

《长桑君天星秘诀歌》：“脚气酸疼肩井先，次寻三里阳陵泉。”

《杂病穴法歌》：“两井两商二三间，手上诸风得其所。”

《针灸歌》：“两股酸疼肩井良”；“肩井曲池躯背痛”；“犬咬蛇伤灸痕迹，牙疼叉手及肩尖。”

“带脉”穴主病

《玉龙歌》：“肾气冲心何所治，关元带脉莫等闲”；“肾气冲心得几时，须用金针疾自除，若得关元并带脉，四海谁不仰明医。”

《玉龙赋》：“带脉关元多灸，肾败堪攻。”

“五枢”穴主病

《玉龙歌》：“五枢亦治腰间痛，得穴方知疾顿轻。”

《玉龙赋》：“肩脊痛兮，五枢兼于背缝。”

《针灸歌》：“忽然下部发奔豚，穴号五枢宜灼艾。”

“居髎”穴主病

《玉龙歌》：“环跳能治腿股风，居髎二穴认真攻，委中毒血更出尽，愈见医科神圣功。”

《玉龙赋》：“腿风湿痛，居髎兼环跳于委中。”

“环跳”穴主病

《百症赋》：“后溪环跳，腿疼刺而即轻。”

《玉龙歌》：“环跳能治腿股风，居髎二穴认真攻，委中毒血更出尽，愈见医科神圣功。”

《玉龙赋》：“腿风湿痛，居髎兼环跳于委中。”

《胜玉歌》：“腿股转酸难移步，妙穴说与后人知，环跳风市及阴市，泻却金针病自除。”

《席弘赋》：“冷风冷痹疾难愈，环跳腰间针与烧。”

《标幽赋》：“中风环跳而宜刺”；“悬钟环跳，华佗刺躄足而立行。”

《马丹阳天星十二穴歌》：“环跳在髀枢，侧卧屈足取，折腰莫能顾，冷风并湿痹，腰胯连腨痛，转侧重欷歔，若人针灸后，顷刻病消除。”

《回阳九针歌》：“哑门劳宫三阴交，涌泉太溪中脘接，环跳三里合谷并，此是回阳九针穴。”

《千金十穴歌》：“环跳与阳陵，膝前兼腋胁。”

《长桑君天星秘诀歌》：“冷风湿痹针何处，先取环跳次阳陵。”

《杂病穴法歌》：“腰痛环跳委中神，若连背痛昆仑武”；“腰连脚痛怎生医？环跳行间与风市”；“脚连胁腋痛难当，环跳阳陵泉内杵”；“冷风湿痹针环跳，阳陵三里烧针尾。”

《针灸歌》：“若也中风在环跳”；“足躄悬钟环跳中”；“环跳取时须侧卧，冷痹筋挛足不收。”

“风市”穴主病

《玉龙歌》：“膝腿无力身立难，原因风湿致伤残，倘知二市穴能灸，步履悠然渐自安。”

《玉龙赋》：“风市阴市，驱腿脚之乏力。”

《胜玉歌》：“腿股转酸难移步，妙穴说与后人知，环跳风市及阴市，泻却金针病自除。”

《杂病穴法歌》：“腰连脚痛怎生医？环跳行间与风市。”

《杂病十一穴歌》：“腿胯腰疼痞气攻，髋骨穴内七分穷，更针风市兼三里，一寸三分补泻同。”

《针灸歌》：“脚气三里及风市。”

“阳陵泉”穴主病

《百症赋》：“半身不遂，阳陵远达于曲池。”

《玉龙歌》：“膝盖红肿鹤膝风，阳陵二穴亦堪攻，阴陵针透尤收效，红肿全消见异功。”

《玉龙赋》：“阴陵阳陵，除膝肿之难熬。”

《通玄指要赋》：“胁下肋边者，刺阳陵而即止。”

《席弘赋》："最是阳陵泉一穴，膝间疼痛用针烧"；"脚痛膝肿针三里，悬钟二陵三阴交。"

《马丹阳天星十二穴歌》："阳陵居膝下，外廉一寸中，膝肿并麻木，冷痹及偏风，举足不能起，坐卧似衰翁，针入六分止，神功妙不同。"

《千金十穴歌》："环跳与阳陵，膝前兼腋胁。"

《徐秋夫鬼病十三穴歌》："人中神庭风府始，舌缝承浆颊车次，少商大陵间使连，乳中阳陵泉有据，隐白行间不可差，十三穴是秋夫置。"

《灵光赋》："阴跷阳跷两踝边，脚气四穴先寻取，阴阳陵泉亦主之，阴跷阳跷与三里，诸穴一般治脚气，在腰玄机宜正取。"

《长桑君天星秘诀歌》："冷风湿痹针何处，先取环跳次阳陵"；"脚气酸疼肩井先，次寻三里阳陵泉。"

《杂病穴法歌》："胁痛只须阳陵泉，腹痛公孙内关尔"；"冷风湿痹针环跳，阳陵三里烧针尾"；"脚连胁腋痛难当，环跳阳陵泉内杵"；"热秘气秘先长强，大敦阳陵堪调护"；"二陵二跷与二交，头项手足互相与。"

《针灸歌》："胁下肋边取阳陵。"

"阳交"穴主病

《百症赋》："惊悸怔忡，取阳交解溪勿误。"

《杂病穴法歌》："二陵二跷与二交，头项手足互相与。"

"外丘"穴主病

《百症赋》："外丘收乎大肠。"

“光明”穴主病

《标幽赋》：“眼痒眼疼，泻光明与地五。”

《席弘赋》：“睛明治眼无效时，合谷光明安可缺。”

“悬钟（绝骨）”穴主病

《玉龙歌》：“寒湿脚气不可熬，先针三里及阴交，再将绝骨穴兼刺，肿痛顿时立见消。”

《玉龙赋》：“风池绝骨，而疗乎伛偻”；“绝骨三里阴交，脚气宜此”；“脚气连延，里绝三交。”

《胜玉歌》：“踝跟骨痛灸昆仑，更有绝骨共丘墟。”

《席弘赋》：“脚痛膝肿针三里，悬钟二陵三阴交。”

《肘后歌》：“四肢回还脉气浮，须晓阴阳倒换求，寒则须补绝骨是，热则绝骨泻无忧，脉若浮洪当泻解，沉细之时补便瘳。”

《标幽赋》：“悬钟环跳，华佗刺躄足而立行。”

《杂病穴法歌》：“两足难移先悬钟，条口后针能步履。”

《针灸歌》：“足躄悬钟环跳中”；“历节痛风两处穴，飞扬绝骨可安痊。”

“丘墟”穴主病

《百症赋》：“转筋兮，金门丘墟来医。”

《玉龙歌》：“脚背疼起丘墟穴，斜针出血即时轻，解溪再与商丘识，补泻行针要辨明。”

《玉龙赋》：“商丘解溪丘墟，脚痛堪追。”

《胜玉歌》：“踝跟骨痛灸昆仑，更有绝骨共丘墟。”

《灵光赋》：“髀枢不动泻丘墟。”

“足临泣”穴主病

《玉龙歌》：“两足有水临泣泻，无水方能病不侵。”

《玉龙赋》：“内庭临泣，理小腹之䐜。”

《八脉八穴治症歌》：“手足中风不举，痛麻发热拘挛，头风痛肿项腮连，眼肿赤疼头旋。齿痛耳聋咽肿，浮风瘙痒筋牵，腿疼胁胀肋肢偏，临泣针时有验。”

《兰江赋》：“眼目之症诸疾苦，更须临泣用针担。”

《杂病穴法歌》：“耳聋临泣与金门，合谷针后听人语”；“赤眼迎香出血奇，临泣太冲合谷侣。”

《针灸歌》：“迎风冷泪在临泣”；“月闭乳痈临泣妙。”

《八法手诀歌》：“临泣公孙肠中病，脊头腰背申脉攻。”

“地五会”穴主病

《席弘赋》：“耳内蝉鸣腰欲折，膝下明存三里穴，若能补泻五会间，且莫向人容易说。”

《标幽赋》：“眼痒眼疼，泻光明与地五。”

《长桑君天星秘诀歌》：“耳鸣腰痛先五会，次针耳门三里内。”

“侠溪”穴主病

《百症赋》：“阳谷侠溪，颔肿口噤并治。”

12.足厥阴肝经经穴主病

“大敦”穴主病

《百症赋》：“大敦照海，患寒疝而善蠲。”

《玉龙歌》：“七般疝气取大敦，穴法由来指侧间”；“肾强痛气发甚频，气上攻心似死人，关元兼刺大敦穴，此法亲传始得真。”

《玉龙赋》：“大敦去疝气”；“期门大敦，能治坚痃疝气。”

《通玄指要赋》：“大敦去七疝之偏坠，王公谓此。”

《胜玉歌》：“灸罢大敦除疝气。”

《席弘赋》：“大便闭涩大敦烧。”

《灵光赋》：“大敦二穴主偏坠。”

《长桑君天星秘诀歌》：“小肠气痛先长强，后刺大敦不要忙。”

《杂病穴法歌》：“七疝大敦与太冲”；“热秘气秘先长强，大敦阳陵堪调护。”

《针灸歌》：“大敦七疝兼偏坠”；“大敦二穴足大指，血崩血衄宜细详”；“阴中湿痒阴跷间，便疝大敦足大指”；“忽然梦魇归泉速，拇趾毛中最可详。”

“行间”穴主病

《百症赋》：“观其雀目肝气，睛明行间而细推”；“行间涌泉，主消渴之肾竭。”

《通玄指要赋》：“行间治膝肿目疾。”

《胜玉歌》：“行间可治膝肿病。”

《徐秋夫鬼病十三穴歌》：“人中神庭风府始，舌缝承浆颊车次，少商大陵间使连，乳中阳陵泉有据，隐白行间不可差，十三穴是秋夫置。”

《杂病穴法歌》：“腰连脚痛怎生医？环跳行间与风市”；“脚膝诸痛羡行间，三里申脉金门侈。”

《杂病十一穴歌》：“腿胯腰疼痞气攻，髋骨穴内七分穷，更针风市兼三里，一寸三分补泻同，又去阴交泻一寸，行间仍刺五分中，刚柔进退随呼吸，去疾除疴捻指功。”

《针灸歌》：“膝肿目疾行间求。”

“太冲”穴主病

《百症赋》：“太冲泻唇㖞以速愈。”

《玉龙歌》：“行步艰难疾转加，太冲二穴效堪夸，更针三里中封穴，去病如同用手拿。”

《玉龙赋》：“行步艰楚，刺三里中封太冲。”

《通玄指要赋》：“行步难移，太冲最奇。”

《胜玉歌》：“若人行步苦艰难，中封太冲针便痊。”

《席弘赋》：“更向太冲须引气，指头麻木自轻飘”；“手连肩脊痛难忍，合谷针时要太冲”；“咽喉最急先百会，太冲照海及阴交。”

《肘后歌》：“股膝肿起泻太冲。”

《标幽赋》：“心胀咽痛，针太冲而必除。”

《马丹阳天星十二穴歌》：“太冲足大趾，节后二寸中，动脉知生死，能医惊痫风，咽喉并心胀，两足不能行，七疝偏坠肿，眼目似云朦，亦能疗腰痛，针下有神功。”

《杂病十一穴歌》：“四肢无力中邪风，眼涩难开百病攻，精神昏倦多不语，风池合谷用针通，两手三间随后泻，三里兼之与太冲，各入五分于穴内，迎随得法有奇功。”

《杂病穴法歌》：“七疝大敦与太冲，五淋血海通男妇”；“赤眼迎香出血奇，临泣太冲合谷侣””；“鼻塞鼻痔及鼻渊，合谷太冲随手取”；“舌裂出血寻内关，太冲阴交走上部”；“手指连肩相引疼，合谷太冲能救苦”；“伤寒流注分手足，太冲内庭可浮沉。”

《针灸歌》：“行步艰难太冲取”；“太冲寒疝即时瘳。”

“中封”穴主病

《玉龙歌》：“行步艰难疾转加，太冲二穴效堪夸，更针三里中封穴，去病如同用手拿。”

《玉龙赋》：“行步艰楚，刺三里中封太冲。”

《胜玉歌》：“若人行步苦艰难，中封太冲针便痊。”

《针灸歌》：“两丸牵痛阴痿缩，四满中封要忖量。”

“膝关”穴主病

《玉龙歌》：“髋骨能医两腿疼，膝头红肿不能行，必针膝眼膝关穴，功效须臾病不生。”

《玉龙赋》：“腿脚重疼，针髋骨膝关膝眼。”

“曲泉”穴主病

《肘后歌》：“脐腹有病曲泉针”；“风痹痿厥如何治？大杼曲泉真是妙。”

“阴包”穴主病

《肘后歌》：“中满如何去得根，阴包如刺效如神，不论老幼依法用，须教患者便抬身。”

《针灸歌》：“夜间遗尿觅阴包。”

“章门”穴主病

《百症赋》：“胸胁支满何疗，章门不容细寻。”

《胜玉歌》：“经年或变劳怯者，痞满脐旁章门决。”

《针灸歌》：“食积脐旁取章门，气癖食关中脘穴。”

“期门”穴主病

《百症赋》：“审他项强伤寒，温溜期门而主之。”

《玉龙歌》：“伤寒过经犹未解，须向期门穴上针。”

《玉龙赋》：“期门刺伤寒未解，经不再传”；“期门大敦，能治坚痃疝气。”

《通玄指要赋》：“期门罢胸满，血膨而可已。”

《席弘赋》：“期门穴主伤寒患，六日过经犹未汗，但向乳根二肋间，又治妇人生产难。”

《肘后歌》：“伤寒痞结胁积痛，宜用期门见深功。”

《兰江赋》：“四日太阴宜细辨，公孙照海一同行，再用内关施截法，七日期门妙用针，但治伤寒皆用泻，要知素问坦然明。”

《灵光赋》：“伤寒过经期门愈。”

《长桑君天星秘诀歌》：“伤寒过经不出汗，期门通里先后看。”

《针灸歌》：“胸满胁胀取期门”；“赤白带下小肠俞，咳逆期门中指长。”

13. 督脉经穴主病

“长强”穴主病

《百症赋》：“刺长强与承山，善主肠风新下血。”

《玉龙歌》：“九般痔漏最伤人，必刺承山效若神，更有长强一穴是，呻吟大痛穴为真。”

《玉龙赋》：“长强承山，灸痔最妙。”

《胜玉歌》：“痔疾肠风长强欺。”

《席弘赋》：“大杼若连长强寻，小肠气痛即行针。”

《长桑君天星秘诀歌》：“小肠气痛先长强，后刺大敦不要忙。”

《杂病穴法歌》：“热秘气秘先长强，大敦阳陵堪调护。”

《针灸歌》：“五痔只好灸长强，肠风痔疾尤为良。”

“腰俞”穴主病

《针灸歌》：“腰俞一穴最为奇，艾灸中间腰痛愈。”

“命门”穴主病

《玉龙歌》：“肾败腰虚小便频，夜间起止苦劳神，命门若得金针助，肾俞艾灸起邅迍。”

《玉龙赋》：“老者便多，命门兼肾俞而着艾。”

《针灸歌》：“眼胸肝俞及命门。”

“筋缩”穴主病

《百症赋》：“脊强兮，水道筋缩。”

《胜玉歌》：“更有天突与筋缩，小儿吼闭自然疏。”

《针灸歌》：“忽然痫发身旋倒，九椎筋缩无差谬。”

“至阳”穴主病

《玉龙歌》：“至阳亦治黄疸病，先补后泻效分明。”

《玉龙赋》：“至阳却疸，善治神疲。”

《胜玉歌》：“黄疸至阳便能离。”

“神道”穴主病

《百症赋》：“风痫常发，神道还须心俞宁。”

“身柱”穴主病

《百症赋》：“癫疾必身柱本神之令。”

《玉龙歌》：“忽然咳嗽腰背疼，身柱由来灸便轻。”

《玉龙赋》：“身柱蠲嗽，能除膂痛。”

“陶道”穴主病

《百症赋》：“岁热时行，陶道复求肺俞理。”

“大椎”穴主病

《玉龙歌》：“满身发热痛为虚，盗汗淋淋渐损躯，须得百劳椎骨穴，金针一刺疾俱除。”

《肘后歌》：“疟疾寒热真可畏，须知虚实可用意，间使宜透支沟中，大椎七壮合圣治。”

《行针指要歌》：“或针劳，须向膏肓及百劳。”

“哑门”穴主病

《百症赋》：“哑门关冲，舌缓不语而要紧。”

《玉龙歌》：“偶尔失音言语难，哑门一穴两筋间，若知浅针莫深刺，言语音和照旧安。”

《回阳九针歌》：“哑门劳宫三阴交，涌泉太溪中脘接，环跳三里合谷并，此是回阳九针穴。”

“风府”穴主病

《玉龙歌》：“头项强痛难回顾，牙疼并作一般看，先向承浆明补泻，后针风府即时安。”

《通玄指要赋》：“风伤项急，始求于风府。”

《席弘赋》："风府风池寻得到，伤寒百病一时消"；"阳明二日寻风府。"

《席弘赋》："从来风府最难针，却用工夫度深浅。"

《肘后歌》："腿脚有疾风府寻"；"鹤膝肿劳难移步，尺泽能舒筋骨疼，更有一穴曲池妙，根寻源流可调停，其患若要便安愈，加以风府可用针。"

《行针指要歌》："或针风，先向风府百会中。"

《孙真人十三鬼穴歌》："第六却寻大椎上，入发一寸名鬼枕。"

《徐秋夫鬼病十三穴歌》："人中神庭风府始，舌缝承浆颊车次，少商大陵间使连，乳中阳陵泉有据，隐白行间不可差，十三穴是秋夫置。"

《杂病穴法歌》："伤寒一日刺风府，阴阳分经次第取。"

《杂病十一穴歌》："肩背并和肩膊疼，曲池合谷七分深，未愈尺泽加一寸，更于三间次第行，各入七分于穴内，少风二府刺心经。"

《针灸歌》："风伤项急风府寻，头眩风池吾语汝。"

"强间"穴主病

《百症赋》："强间丰隆之际，头痛难禁。"

"百会"穴主病

《百症赋》："脱肛趋百会尾翠之所。"

《玉龙歌》："中风不语最难医，发际顶门穴要知，更向百会明补泻，即时苏醒免灾危。"

《玉龙赋》："卒暴中风，顶门百会。"

《通玄指要赋》："以见越人治尸厥于维会，随手而苏。"

《胜玉歌》："头痛眩晕百会好。"

《席弘赋》："小儿脱肛患多时，先灸百会次鸠尾"；"咽喉最急先百会，太冲照海及阴交。"

《肘后歌》："阴核发来如升大，百会妙穴真可骇。"

《行针指要歌》："或针风，先向风府百会中。"

《标幽赋》："太子暴死为厥，越人针维会而复醒。"

《灵光赋》："百会鸠尾治痢疾。"

《杂病穴法歌》："尸厥百会一穴美，更针隐白效昭昭。"

《针灸歌》："百会脱肛并泻血"；"心神怔忡多健忘，顶心百会保安康。"

《行针总要歌》："百会三阳顶之中，五会天满名相同，前顶之上寸五取，百病能祛理中风，灸后火燥冲双目，四畔刺血令宣通。"

"前顶"穴主病

《百症赋》："面肿虚浮，须仗水沟前顶。"

《行针总要歌》："前顶寸五三阳前，甄权曾云一寸言，棱针出血头风愈，盐油楷根病自痊。"

"囟会（顶门）"穴主病

《百症赋》："囟会连于玉枕，头风疗以金针。"

《玉龙歌》："中风不语最难医，发际顶门穴要知，更向百会明补泻，即时苏醒免灾危。”

《玉龙赋》：“卒暴中风，顶门百会。”

《针灸歌》：“脑热脑寒并脑溜，囟会穴中宜著灸”；“偏正头疼及目眩，囟会神庭最亲切。”

《行针总要歌》：“囟会顶前寸五深，八岁儿童不可针，囟门未合那堪灸，二者须当记在心。”

“上星”穴主病

《玉龙歌》：“鼻流清涕名鼻渊，先泻后补疾可痊，若是头风并眼痛，上星穴内刺无偏。”

《玉龙赋》：“头风鼻渊，上星可用。”

《胜玉歌》：“头风眼痛上星专。”

《孙真人十三鬼穴歌》：“十针上星名鬼堂。”

《杂病穴法歌》：“衄血上星与禾髎。”

《针灸歌》：“鼻塞上星真可取”；“鼻中息肉气难通，灸取上星辨香臭。”

《行针总要歌》：“上星会前一寸斟，神庭星前发际寻，诸风灸庭为最妙，庭星宜灸不宜针。”

“神庭”穴主病

《玉龙歌》：“头风呕吐眼昏花，穴取神庭始不差。”

《玉龙赋》：“印堂治其惊搐，神庭理乎头风。”

《徐秋夫鬼病十三穴歌》：“人中神庭风府始，舌缝承浆颊车次，少商大陵间使连，乳中阳陵泉有据，隐白行间不可差，十三穴是秋夫置。”

《针灸歌》：“偏正头疼及目眩，囟会神庭最亲切。”

《行针总要歌》：“上星会前一寸斟，神庭星前发际寻，诸风灸庭为最妙，庭星宜灸不宜针。”

“素髎”穴主病

《行针总要歌》：“印堂穴并两眉攒，素髎面正鼻柱端，动脉之中定禁灸，若燃此穴鼻鼾酸。”

“水沟（人中）”穴主病

《百症赋》：“面肿虚浮，须仗水沟前顶。”

《玉龙歌》：“强痛脊背泻人中，挫闪腰酸亦可攻”；“中风之症症非轻，中冲二穴可安宁，先补后泻如无应，再刺人中立便轻”；“口臭之疾最可憎，劳心只为苦多情，大陵穴内人中泻，心得清凉气自平。”

《玉龙赋》：“人中曲池，可治其痿伛”；“人中委中，除腰脊痛闪之难制”；“大陵人中频泻，口气全除。”

《通玄指要赋》：“人中除脊膂之强痛。”

《胜玉歌》：“泻却人中及颊车，治疗中风口吐沫。”

《席弘赋》：“人中治癫功最高，十三鬼穴不须饶。”

《孙真人十三鬼穴歌》：“凡针之体先鬼宫，次针鬼信无不应，一针人中鬼宫停，左边下针右出针。”

《徐秋夫鬼病十三穴歌》：“人中神庭风府始，舌缝承浆颊车次，少商大陵间使连，乳中阳陵泉有据，隐白行间不可差，十三穴是秋夫置。”

《灵光赋》：“水沟间使治邪癫。”

《杂病穴法歌》：“人中间使祛癫妖”；“小儿惊风少商穴，人中涌泉泻莫深。”

《针灸歌》：“要知脊痛治人中。”

《行针总要歌》：“水沟鼻下名人中，兑端张口上唇宫，龈穴二龈中间取，承浆下唇宛内踪，炷艾分半悬浆灸，大则阳明脉不隆。”

“兑端”穴主病

《百症赋》：“小便赤涩，兑端独泻太阳经。”

《行针总要歌》：“水沟鼻下名人中，兑端张口上唇宫，龈穴二龈中间取，承浆下唇宛内踪，炷艾分半悬浆灸，大则阳明脉不隆。”

“龈交”穴主病

《百症赋》：“鼻痔必取龈交。”

《行针总要歌》：“水沟鼻下名人中，兑端张口上唇宫，龈穴二龈中间取，承浆下唇宛内踪，炷艾分半悬浆灸，大则阳明脉不隆。”

14. 任脉经穴主病

“会阴”穴主病

《孙真人十三鬼穴歌》：“十一阴下缝三壮，女玉门头为鬼藏。”

“中极”穴主病

《玉龙歌》：“赤白妇人带下难，只因虚败不能安，中极补多宜泻少，灼艾还须着意看。”

《玉龙赋》：“赤带白带，求中极之异同。”

《针灸歌》：“女人经候不匀调，中极气海与中髎。”

“关元(丹田)”穴主病

《玉龙歌》：“肾气冲心何所治，关元带脉莫等闲”；

“痰多须向丰隆泻，气喘亦可施”；“肾强痛气发甚频，气上攻心似死人，关元兼刺大敦穴，此法亲传始得真”；“肾气冲心得几时，须用金针疾自除，若得关元并带脉，四海谁不仰明医。”

《玉龙赋》：“涌泉关元丰隆，为治尸劳之例”；“带脉关元多灸，肾败堪攻。”

《席弘赋》：“小便不禁关元好”；“若是七疝小腹痛，照海阴交曲泉针，又不应时求气海，关元同泻效如神。”

《行针指要歌》：“或针虚，气海丹田委中奇。”

《针灸歌》：“关元气海脐心下，虚惫崩中真妙绝”；“四直脐心灸便沥，胞转葱吹溺出良。”

“石门”穴主病

《禁针穴歌》：“石门针灸应须忌，女子终身无妊娠。”

《针灸歌》：“脐下二寸名石门，针灸令人绝子女。”

“气海”穴主病

《百症赋》：“针三阴与气海，专司白浊久遗精。”

《玉龙歌》：“气喘急急不可眠，何当日夜苦忧煎，若得璇玑针泻动，更取气海自安然。”

《玉龙赋》：“尫羸喘促，璇玑气海当知。”

《胜玉歌》：“诸般气症从何治，气海针之灸亦宜。”

《席弘赋》：“气海专能治五淋，更针三里寻呼吸”；“水肿水分兼气海，皮内随针气自消”；“噎不住时气海灸，定泻一时立便瘥”；“若是七疝小腹痛，照海阴交曲泉针，又不应时求气海，关元同泻效如神。”

《行针指要歌》：“或针虚，气海丹田委中奇。”

《灵光赋》："气海血海疗五淋。"

《针灸歌》："关元气海脐心下，虚惫崩中真妙绝"；"女人经候不匀调，中极气海与中髎。"

"阴交"穴主病

《玉龙歌》："水病之疾最难熬，腹满虚胀不肯消，先灸水分并水道，后针三里及阴交。"

《玉龙赋》："阴交水分三里，蛊胀宜刺。"

《百症赋》："无子搜阴交石关之乡。"

《胜玉歌》："阴交针入下胎衣。"

《席弘赋》："小腹气撮痛连脐，速泻阴交莫在迟，良久涌泉针取气，此中玄妙少人知"；"若是七疝小腹痛，照海阴交曲泉针，又不应时求气海，关元同泻效如神。"

《长桑君天星秘诀歌》："胸膈痞满先阴交，针到承山饮食喜。"

《杂病穴法歌》："死胎阴交不可缓，胞衣照海内关寻。"

"神阙（脐内、脐心）"穴主病

《针灸歌》："泄泻注下取脐内，意舍消渴诚非虚"；"人门挺露号产癀，阴跷脐心二穴主"；"大便失血阳虚脱，脐心对脊效天然。"

"水分"穴主病

《玉龙歌》："水病之疾最难熬，腹满虚胀不肯消，先灸水分并水道，后针三里及阴交。"

《玉龙赋》："阴交水分三里，蛊胀宜刺。"

《百症赋》：“阴陵水分，去水肿之脐盈。”

《胜玉歌》：“腹胀水分多得力。”

《席弘赋》：“水肿水分兼气海，皮内随针气自消。”

《行针指要歌》：“或针水，水分侠脐上边取。”

《灵光赋》：“水肿水分灸即安。”

《长桑君天星秘诀歌》：“肚腹浮肿胀膨膨，先针水分泻建里。”

《杂病穴法歌》：“水肿水分与复溜，胀满中脘三里揣。”

《针灸歌》：“脐上一寸名水分，腹胀更宜施手诀。”

“下脘”穴主病

《百症赋》：“腹中肠鸣，下脘陷谷能平。”

《胜玉歌》：“胃冷下脘却为良。”

《灵光赋》：“中脘下脘治腹坚。”

“建里”穴主病

《百症赋》：“建里内关，扫尽胸中之苦闷。”

《长桑君天星秘诀歌》：“肚腹浮肿胀膨膨，先针水分泻建里。”

“中脘”穴主病

《玉龙歌》：“九种心痛及脾疼，上脘穴内用神针，若还脾败中脘补，两针神效免灾侵”；“脾家之症有多般，致成翻胃吐食难，黄疸亦须寻腕骨，金针必定夺中脘。”

《玉龙赋》：“上脘中脘，治九种之心痛”；“脾虚黄疸，腕骨中脘何疑。”

《百症赋》：“中脘主乎积痢。”

《肘后歌》：“伤寒腹痛虫寻食，吐蛔乌梅可难攻，十日九日必定死，中脘回还胃气通。”

《行针指要歌》：“或针痰，先针中脘三里间”；“或针吐，中脘气海膻中补。”

《回阳九针歌》：“哑门劳宫三阴交，涌泉太溪中脘接，环跳三里合谷并，此是回阳九针穴。”

《灵光赋》：“中脘下脘治腹坚。”

《杂病穴法歌》：“霍乱中脘可入深，三里内庭泻几许”；“水肿水分与复溜，胀满中脘三里揣。”

《针灸歌》：“霍乱吐泻精神脱，艾灸中脘人当活”；“食积脐旁取章门，气癖食关中脘穴。”

“上脘”穴主病

《百症赋》：“发狂奔走，上脘同起于神门。”

《玉龙歌》：“九种心痛及脾疼，上脘穴内用神针。”

《玉龙赋》：“上脘中脘，治九种之心痛。”

《胜玉歌》：“心疼脾痛上脘先。”

《席弘赋》：“呕吐还需上脘疗。”

“巨阙”穴主病

《百症赋》：“膈疼饮蓄难禁，膻中巨阙便针。”

《胜玉歌》：“霍乱心疼吐痰涎，巨阙着艾便安然。”

《标幽赋》：“高皇抱疾未瘥，李氏刺巨阙而后苏。”

《针灸歌》：“心疼巨阙穴中求”；“气刺两乳中庭内，巨阙幽门更为最。”

“鸠尾（尾翠）”穴主病

《百症赋》："脱肛趋百会尾翠之所。"

《玉龙歌》："鸠尾独治五般痫，此穴须当仔细观，若然着艾宜七壮，多则伤人针亦难。"

《玉龙赋》："鸠尾针癫痫已发，慎其妄施。"

《胜玉歌》："后溪鸠尾及神门，治疗五痫立便痊。"

《席弘赋》："鸠尾能治五般痫，若下涌泉人不死"；"小儿脱肛患多时，先灸百会次鸠尾。"

《灵光赋》："百会鸠尾治痢疾。"

"中庭"穴主病

《针灸歌》："气刺两乳中庭内，巨阙幽门更为最。"

"膻中"穴主病

《玉龙歌》："哮喘之症最难当，夜间不睡气遑遑，天突妙穴宜寻得，膻中着艾便安康。"

《百症赋》："膈疼饮蓄难禁，膻中巨阙便针。"

《胜玉歌》："噎气吞酸食不投，膻中七壮除膈热。"

《行针指要歌》："或针气，膻中一穴分明记"；"或针吐，中脘气海膻中补。"

《针灸歌》："乳汁少时膻中穴。"

"玉堂"穴主病

《百症赋》："烦心呕吐，幽门开彻玉堂明。"

"紫宫"穴主病

《针灸歌》："紫宫吐血真秘传。"

"华盖"穴主病

《百症赋》："久知胁肋疼痛，气户华盖有灵。"

《针灸歌》："肺疼喘满难偃仰，华盖中府能安然。"

"璇玑"穴主病

《百症赋》："胸满项强，神藏璇玑已试。"

《玉龙歌》："气喘急急不可眠，何当日夜苦忧煎，若得璇玑针泻动，更取气海自安然。"

《玉龙赋》："尪羸喘促，璇玑气海当知。"

《长桑君天星秘诀歌》："若是胃中停宿食，后寻三里起璇玑。"

《杂病穴法歌》："内伤食积针三里，璇玑相应块亦消。"

"天突"穴主病

《百症赋》："咳嗽连声，肺俞须迎天突穴。"

《玉龙歌》："哮喘之症最难当，夜间不睡气遑遑，天突妙穴宜寻得，膻中着艾便安康。"

《玉龙赋》："天突膻中医喘嗽。"

《胜玉歌》："更有天突与筋缩，小儿吼闭自然疏。"

《席弘赋》："谁知天突治喉风，虚喘须寻三里中。"

《灵光赋》："天突宛中治喘痰。"

《针灸歌》："天突结喉两旁间，能愈痰涎并咳嗽"；"喉闭失音并吐血，细寻天突宜无偏。"

"廉泉"穴主病

《百症赋》："廉泉中冲，舌下肿疼堪取。"

《行针总要歌》："廉泉宛上定结喉，一名舌本立重楼。"

“承浆”穴主病

《百症赋》：“承浆泻牙疼而即移。”

《玉龙歌》：“头项强痛难回顾，牙疼并作一般看，先向承浆明补泻，后针风府即时安。”

《通玄指要赋》：“头项强，承浆可保。”

《胜玉歌》：“头项强急承浆保。”

《孙真人十三鬼穴歌》：“八针承浆名鬼市，从左出右君须记。”

《徐秋夫鬼病十三穴歌》：“人中神庭风府始，舌缝承浆颊车次，少商大陵间使连，乳中阳陵泉有据，隐白行间不可差，十三穴是秋夫置。”

《针灸歌》：“承浆偏疗项难举”；“承浆暴哑口㖞斜，耳下颊车并口脱。”

《行针总要歌》：“水沟鼻下名人中，兑端张口上唇宫，龈穴二龈中间取，承浆下唇宛内踪，炷艾分半悬浆灸，大则阳明脉不隆。”

15.奇穴阿是穴主病

“印堂”穴主病

《玉龙歌》：“孩子慢惊何可治，印堂刺入艾还加。”

《玉龙赋》：“印堂治其惊搐，神庭理乎头风。”

《行针总要歌》：“印堂穴并两眉攒，素髎面正鼻柱端，动脉之中定禁灸，若燃此穴鼻鼾酸。”

“太阳”穴主病

《玉龙歌》："眼痛忽然血贯睛，羞明更涩最难睁，须得太阳针血出，不用金刀疾自平"；"两眼红肿痛难熬，怕日羞明心自焦，只刺睛明鱼尾穴，太阳出血自然消。"

《玉龙赋》："左右太阳，医目疼善除血翳"；"睛明太阳鱼尾，目症凭兹。"

"鱼尾"穴主病

《玉龙赋》："睛明太阳鱼尾，目症凭兹。"

《杂病穴法歌》："赤眼迎香出血奇，临泣太冲合谷侣。"

《针灸歌》："眼痛睛明及鱼尾。"

"内迎香"穴主病

《玉龙歌》："心血炎上两眼红，迎香穴内刺为通，若将毒血搐出后，目内清凉始见功。"

《玉龙赋》："搐迎香于鼻内，消眼热之红。"

《杂病穴法歌》："赤眼迎香出血奇，临泣太冲合谷侣。"

"海泉"穴主病

《孙真人十三鬼穴歌》："十三舌头当舌中，此穴须名是鬼封。"

《徐秋夫鬼病十三穴歌》："人中神庭风府始，舌缝承浆颊车次，少商大陵间使连，乳中阳陵泉有据，隐白行间不可差，十三穴是秋夫置。"

《杂病穴法歌》："口舌生疮舌下窍，三棱刺血非粗卤。"

“子户”穴主病

《杂病奇穴主治歌》：“子户能刺衣不下，更治子死在腹中，穴在关元右二寸，下针一寸立时生。”

“三角灸”穴主病

《杂病奇穴主治歌》：“疝气偏坠灸为先，量口两角折三尖，一尖向上对脐中，两尖下垂是穴边。”

“百劳”穴主病

《玉龙歌》：“满身发热痛为虚，盗汗淋淋渐损躯，须得百劳椎骨穴，金针一刺疾俱除。”

《玉龙赋》：“百劳止虚汗，通里疗心惊而即瘥。”

《行针指要歌》：“或针劳，须向膏肓及百劳。”

“四花”穴主病

《针灸歌》：“腹连殗殜骨蒸患，四花一灸可无忧。”

“背缝”穴主病

《玉龙歌》：“肩背风气连臂疼，背缝二穴用针明。”

《玉龙赋》：“肩脊痛兮，五枢兼于背缝。”

“精宫”穴主病

《杂病奇穴主治歌》：“精宫十四椎之下，各开三寸是其乡。左右二穴灸七壮，夜梦遗精效非常。”

“十四椎下”穴主病

《杂病奇穴主治歌》：“肠风诸痔灸最良，十四椎下奇穴乡，各开一寸宜多灸，年深久痔效非常。”

“鬼眼”穴主病

《杂病奇穴主治歌》：“鬼眼一穴灸痨虫，墨点病患腰眼中，择用癸亥亥时灸，勿令人知法最灵。”

“鬼哭”穴主病

《杂病奇穴主治歌》：“中恶振噤鬼魅病，急灸鬼哭神可定，两手大指相并缚，穴在四处之骑缝。”

“痞根”穴主病

《杂病奇穴主治歌》：“十二椎下痞根穴，各开三寸零五分，二穴左右灸七壮，难消痞块可除根。”

“中恶”穴主病

《杂病奇穴主治歌》：“尸疰客忤中恶病，乳后三寸量准行，男左女右艾火灸，邪祟驱除神自宁。”

“翻胃”穴主病

《杂病奇穴主治歌》：“翻胃上下灸奇穴，上在乳下一寸也，下在内踝之下取，三指稍斜向前者。”

“肘尖”穴主病

《杂病奇穴主治歌》：“肘尖端处是奇穴，男女瘰疬堪灸也，左患灸右右灸左，并灸风池效更捷。”

“中魁”穴主病

《玉龙歌》：“若患翻胃并吐食，中魁奇穴莫教偏。”

《玉龙赋》：“二间治牙疼，中魁理翻胃而即愈。”

“二白”穴主病

《玉龙歌》：“痔漏之疾亦可憎，表里急重最难禁，或痛或痒或下血，二白穴在掌后寻。”

《玉龙赋》：“二白医痔漏。”

“大小骨空”穴主病

《玉龙歌》：“风眩目烂最堪怜，泪出汪汪不可言，大小骨空皆妙穴，多加艾火疾应痊。”

《玉龙赋》："大小骨空，治眼烂能止冷泪。"

"鬼眼"穴主病

《杂病奇穴主治歌》："鬼魇暴绝最伤人，急灸鬼眼可回春，穴在两足大趾内，去甲韭叶鬼难存。"

"鬼哭（足）"穴主病

《杂病奇穴主治歌》："肿满上下灸奇穴，上即鬼哭不用缚，下取两足第二趾，趾尖向后寸半符。"

"赘疣"穴主病

《杂病奇穴主治歌》："赘疣诸痣灸奇穴，更灸紫白二癜风，手之左右中指节，屈节尖上宛宛中。"

"拳尖"穴主病

《针灸歌》："睛痛宜去灸拳尖。"

"髋骨"穴主病

《玉龙歌》："髋骨能医两腿疼，膝头红肿不能行，必针膝眼膝关穴，功效须臾病不生。"

《玉龙赋》："腿脚重疼，针髋骨膝关膝眼。"

《通玄指要赋》："髋骨将腿痛以祛残。"

《席弘赋》："髋骨腿疼三里泻。"

《杂病十一穴歌》："腿胯腰疼痞气攻，髋骨穴内七分穷。"

"膝眼"穴主病

《玉龙歌》："髋骨能医两腿疼，膝头红肿不能行，必针膝眼膝关穴，攻效须臾病不生。"

《玉龙赋》："腿脚重疼，针髋骨膝关膝眼。"

"阿是"穴主病

《玉龙歌》："浑身疼痛疾非常，不定穴中细审详，有筋有骨须浅刺，灼艾临时要度量。"

《肘后歌》："打扑伤损破伤风，先于痛处下针攻。"

《杂病奇穴主治歌》："蛇蝎蜈蚣蜘蛛伤，实时疼痛最难当，急以伤处隔蒜灸，五六十壮效非常"；"疯犬咬伤先须吮，吮尽恶血不生风，次于咬处灸百壮，常食灸韭不须惊"；"瘰疬隔蒜灸法宜，先从后发核灸起，灸到初发母核止，多着艾火效无匹"；"腋气除根剃腋毛，再将定粉水调膏，涂搽患处七日后，视有黑孔用艾烧。"

《针灸歌》："犬咬蛇伤灸痕迹"；"肠痛围脐四畔灸，相去寸半当酌量"；"痈疽杂病能为先，蒜艾当头急用捻。"